AF473225

LES CURES
DE PETIT-LAIT ET DE RAISIN
EN ALLEMAGNE ET EN SUISSE

CORBEIL. — Typogr. et stér. de CRÉTÉ.

LES CURES
DE PETIT-LAIT ET DE RAISIN
EN ALLEMAGNE ET EN SUISSE

DANS LE TRAITEMENT

DES MALADIES CHRONIQUES

ET EN PARTICULIER

DANS LES NÉVROSES, LES TROUBLES FONCTIONNELS DES ORGANES DIGESTIFS, LES PLÉTHORES, LA PHTHISIE TUBERCULEUSE ET LES AFFECTIONS CHRONIQUES DES ORGANES RESPIRATOIRES, ETC.

PAR

LE DOCTEUR ED. CARRIÈRE

LAURÉAT DE L'INSTITUT

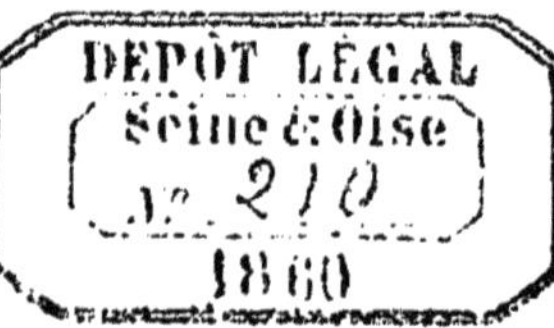

PARIS

LIBRAIRIE VICTOR MASSON

PLACE DE L'ÉCOLE DE MÉDECINE

1860

AVANT-PROPOS

Le travail que je présente aujourd'hui au public savant, pourrait se nommer un chapitre, oublié de la Balnéographie médicale.

Sauf quelques médecins de renom qui ont fait, dans notre pays, l'essai des cures de petit-lait et de raisin, on ne leur attribue pas, en général, assez de valeur, pour les juger dignes de quelque attention. On peut dire avec assurance, qu'on ne s'en occupe pas. Qui a découvert dans les traités les plus honorés sur les eaux minérales, la trace de quelques tentatives faites dans cette direction ? Où sont situés sur notre territoire les établissements consacrés spécialement à la mise en œuvre de ces modes de traitement? Silence dans les livres; absence de toute station bien organisée depuis la Normandie jusqu'aux Pyrénées.

C'est tout le contraire qui se passe en Allemagne et en Suisse. La croyance aux propriétés thérapeutiques du petit-lait et du raisin ne date pas d'hier; c'est un héritage de la tradition ancienne, qui, loin de déchoir en des mains inhabiles, a atteint, depuis le commencement du siècle, un degré considérable d'accroissement. Voici où en est cette question de l'autre côté du Rhin et des Alpes. Le petit-lait et le raisin ne sont pas seulement en faveur comme moyen de traitement dans les maladies; ils ont aussi une place marquée dans la classe importante des eaux minérales; ils leur sont associés sous le nom d'eaux minérales organiques pour montrer à la fois la différence qui les sépare et l'analogie qui les unit. On les emploie enfin dans des stations nombreuses qui leur sont spécialement consacrées et où se porte une clientèle toujours croissante. De sérieux travaux de pratique et de théorie ont eu la plus grande part dans cette œuvre. Ils ont mis en lumière la valeur de moyens d'action dont la médecine allemande retire chaque jour des avantages, et les ont fait réussir dans la confiance des malades comme dans l'opinion des praticiens.

Ce chapitre inconnu pour nous de la science des eaux minérales, j'ai voulu l'écrire pour la France, afin qu'elle pût utiliser avec l'esprit d'application qui la distingue, des modes de traitement dont l'Allemagne a l'art de tirer un si grand parti.

J'ai eu encore une autre intention, en appelant l'attention sur les cures de petit-lait et de raisin : j'ai voulu ajouter un supplément nécessaire à la Climatologie médicale.

La Climatologie a déterminé les climats d'hiver dont l'influence pouvait favorablement modifier les graves maladies chroniques et en particulier la phthisie pulmonaire. A-t-on déterminé les climats d'été? J'ai voulu, un jour, le tenter dans mon travail sur le climat de la péninsule italienne; mais il s'agissait du climat seul, sans autre ressource que lui-même et les moyens thérapeutiques usités en pareil cas. Ici le remède fait partie intégrante du climat; ils sont choisis en vue l'un de l'autre; ils se servent, jusqu'à un certain point, de complément par les modifications d'ensemble qu'ils produisent sur l'organisme. Ainsi, une fois établi dans une bonne station, une station en rapport avec son état pathologique, le malade remplit sa saison par une cure prolongée de petit-lait, qu'il peut, suivant les cas, terminer par une cure de raisin pendant l'automne. Non-seulement il n'y a plus désormais de lacune dans le traitement par le climat; la lacune est surtout bien remplie.

J'ai ramené l'attention sur un chapitre oublié et dont je crois que mon travail montrera l'importance. Si le lecteur le juge ainsi, je ne doute pas qu'on ne se hâte d'adopter les cures de petit-lait et de raisin, et qu'à l'exemple de l'Allemagne et de la Suisse, la France ne compte bientôt sur son territoire, des stations consacrées à ces modes de traitement.

INTRODUCTION

Beide sind Analoge von Mineralwassern, und reicher an Salzen als manche von diesen.

Tous les deux (le petit lait et le raisin) sont des analogues des eaux minérales, et sont plus riches en sels que beaucoup d'entre elles.

LERSCH, *Einleitung in die Mineralquellenlehre*, 2e vol. p. 1174.

Depuis peu d'années, on s'occupe beaucoup d'eaux minérales en France. Il a été publié des livres de balnéographie qui ne manquent pas de valeur; il s'est organisé une société d'hydrologie qui a déjà rendu bien des services. Quand, dans notre pays, on se décide à marcher dans une direction, ce n'est pas assez de marcher, on se précipite. Cependant, il est juste de le dire, on n'a pas encore atteint l'Allemagne. Là, les eaux minérales sont mieux connues, si l'on en juge par le nombre des monographies publiées sur les plus efficaces; on y sait mieux en manier l'action et en tirer un bon parti; on y est parvenu plus que nous aussi à agrandir cette thérapeutique, en lui adjoignant des moyens d'action dont nous méconnaissons les effets, ou que nous ne connaissons pas. Ces traitements, nouveaux pour nous et renouvelés du passé, sont les cures de petit-lait et de raisin.

Les médecins allemands, et à leur tête le docteur Lersch, auteur d'un excellent traité de balnéographie (1), considèrent le petit-lait et le fruit de la vigne comme des composés analogues aux eaux minérales; ces produits représentent pour eux, des eaux minérales de nature organique. Comparables par les éléments qui les constituent, ils le sont aussi de la même manière, à ces eaux de nature inorganique qui viennent sourdre à la surface du sol. C'est ainsi que Lersch établit un parallèle entre le petit-lait et le raisin. On les prend l'un et l'autre à leur température naturelle; ils portent chacun une très-petite quantité de matière azotée; ils renferment une dose élevée de sucre, ici sucre de lait, là sucre de raisin, et les deux sortes à peu près chimiquement identiques : toutefois le raisin en contiendrait davantage, jusqu'à un septième et plus encore de son poids (2). Ils se composent encore d'un acide organique de chaux et d'une certaine quantité de sels. Tous les deux, dit encore le docteur Lersch en continuant, sont analogues aux eaux minérales et plus riches en sels que plusieurs d'entre elles (3).

Il y a dans les eaux minérales une classe à part

(1) *Einleitung in die Mineralquellenlehre*, etc.; Erlangen, 1857.

(2) J. Liebig, *Nouvelles Lettres sur la chimie*, 33e lettre, p. 119. Paris, 1845.

(3) Ouv. cit., 2e vol., p. 1174.

que les Allemands désignent sous le nom caractéristique d'*indifferente Thermen* (1). Ces eaux se distinguent par des conditions qui paraissent s'exclure ; elles sont très-pauvres en principes chimiques et très-riches en effets curatifs. On compte dans cette classe, en Allemagne, Gastein, Neuhaus, Tœplitz, Schlangenbad ; en France, Plombières et quelques autres. Le petit-lait et le raisin présenteraient-ils la faiblesse de minéralisation de ces sources, qu'ils n'en pourraient pas moins être en possession d'une grande somme d'activité. L'un et l'autre au contraire, sont très-minéralisés, comparativement à des eaux minérales mieux dotées sous le rapport chimique que les *indifferente Thermen*. Lersch, que nous nous plaisons à citer et dont le nom reviendra souvent sous notre plume, rapproche la composition du sucre de raisin, empruntée à plusieurs chimistes, de celle de l'eau minérale de Geilnau choisie en[illegible]utes, et il montre que la magnésie, la chaux, la potasse, la soude, les acides sulfurique, phosphorique et silicique, le fer et l'alumine s'y trouvent représentés en plus grande proportion (2). Le même rapprochement est aussi concluant en ce qui concerne le petit-lait. Ces deux composés sont enfin un produit naturel. On ne peut donc leur refuser l'assimilation avec les eaux minérales.

(1) J. Seegen, *Compendium der allgemeinen und speciellen Heilquellenlehre*; Wien, 1858.

(2) Ouv. cit., p. 1174.

Mais, en Allemagne, on ne se borne pas à ce premier résultat qui est au moins nouveau dans nos idées françaises; on veut que ces deux produits aient, à cause de leur origine, une supériorité réelle sur les eaux minérales. Les eaux sont inorganiques, les produits sont organiques. Les eaux ont été préparées dans les entrailles de la terre, par un jeu des forces de la nature qu'on peut, jusqu'à un certain point, comprendre et même imiter. Les produits sont devenus ce qu'ils sont, sous l'influence d'une force plus puissante encore, la force mystérieuse qui régit les phénomènes de la vie. Le petit-lait et le raisin sont mieux préparés par conséquent pour nos organes, que les composés d'un ordre inférieur, ils sont plus assimilables, et s'ils sont donnés comme remède, ils doivent agir avec plus de promptitude et plus d'efficacité. Telle est au moins l'opinion du docteur Mojsisoviez, professeur à l'école de Vienne, qui, dans une courte mais substantielle monographie de la cure de petit-lait, dit que dans tous les cas où les eaux minérales agissent comme la liqueur séro-lactée, celle-ci est préférable, parce que les autres sont plus étrangères à l'organisme qu'un produit qui est organisé (1). Il est permis de discuter de telles opinions; mais ne sont-elles pas jusqu'à un certain

(1) *Ueber die Bereitung der Kuh- und Schafmolken, und ihren medicinischen Gebrauch*; travail réuni à l'ouvrage du docteur Habel, sur les eaux sulfureuses de Bade en Autriche (*Baden bei Wien*). Wien, 1842.

point admissibles, et ne comptent-elles pas des précédents en leur faveur? Dernièrement on a préconisé la pepsine dans la dyspepsie. Pourquoi n'a-t-on pas laissé le privilége de guérir cette affection gastrique aux médicaments de l'ordre minéral? Parce que cette substance représente l'élément organisé qui préside aux digestions et que le médecin ne peut jamais mieux faire que de copier servilement la nature. Pourquoi a-t-on à peu près rejeté toutes les préparations destinées à remplacer l'huile de foie de morue si efficace contre les scrofules? Parce que, lorsqu'un produit organique présente les qualités d'un remède, rien ne peut le remplacer, quelle que soit la valeur de ceux qu'offre à notre choix la chimie artificielle.

Ce qui prouve le crédit qu'a pris ce double moyen d'action aux yeux de la médecine allemande, c'est le nombre de stations de cure de petit-lait et de raisin qui couvrent le sol depuis les Alpes et le Rhin jusqu'au Tyrol et au pied des plateaux des Carpathes. La Suisse, qui pour sa langue, peut être considérée comme faisant partie de l'Allemagne, a donné la première l'exemple pour la cure de petit-lait, il y a juste un siècle; c'est au sein des Alpes que le premier établissement aurait été fondé (1).

(1) A Gais, dans le canton d'Appenzell, vers le milieu du dernier siècle, d'après le docteur Beneke, auteur d'une monographie très-importante sur la cure de petit-lait intitulée : *Die Rationalität der Molkenkuren.*

Nous ne saurions dire sur quel point de ce vaste pays on a eu d'abord la pensée d'exploiter sérieusement le raisin comme moyen curatif; mais l'un et l'autre de ces produits ont acquis rapidement une importance et même une sorte de popularité par la multiplication des centres où s'opère leur préparation ou leur récolte. Ces stations, qui ont aujourd'hui dépassé le chiffre de quatre cents (1), méritent, pour leur bonne organisation, la faveur publique qui les entoure et les sympathies médicales qui les protégent. Le moment n'est pas venu d'en traiter avec détail. Nous ajouterons cependant qu'elles font partie, en général, des établissements d'eaux minérales en renom ou qu'elles n'en sont séparées que par de courtes distances. Les eaux minérales organiques et inorganiques, suivant la manière de s'exprimer des médecins allemands, sont pratiquement inséparables. Le petit-lait et le raisin trouvent dans les eaux minérales de puissants auxiliaires. Celles-ci, à leur tour, ne peuvent se passer du concours du petit-lait, et sont aptes par leur action propre à favoriser les bons effets de la cure de raisin.

Mais la profusion de ces stations, où le raisin et le petit-lait servent à un usage médical, est-elle motivée par une juste appréciation et une expéri-

(1) Le docteur Lersch donne le chiffre de 322, mais il y en a davantage, car on fonde, à chaque saison, des stations nouvelles.

mentation éclairée de ces deux produits organiques? N'y a-t-il pas une part à faire à l'illusion et peut-être à la spéculation qui partout aujourd'hui s'applique à toutes choses? Ce côté industriel ne se manifeste-t-il pas enfin, de lui-même, par le nombre considérable de maladies qu'on dit pouvoir être améliorées ou guéries par l'une ou l'autre de ces cures? Dans ce nombre et à leur tête se trouve la phthisie pulmonaire, celle qui présente dans les statistiques, les proportions les plus élevées et qui pourrait donner la clientèle la plus nombreuse. Cette concordance n'est-elle pas mieux faite pour aggraver les doutes que pour les diminuer?

En ce qui concerne particulièrement la phthisie, car nous n'avons pas encore à nous occuper des autres maladies auxquelles conviendrait la même thérapeutique, l'usage du lait, dans cette redoutable affection, n'est pas d'invention récente. Tous les médecins de l'antiquité le prescrivaient et en tiraient de bons effets, non-seulement dans la phthisie, mais encore dans tous ces états fébriles prolongés et difficiles à vaincre qui caractérisent les graves affections (1). Nous-mêmes, en France, nous employons de temps immémorial le lait d'ânesse, qui, s'il ne guérit pas, quelque durée qu'on donne à ce régime, agit au moins comme une agréable po-

(1) Lac in phthisi tamen, sicut in omnibus longis difficilibusque febriculis, recte dari potest. Celsius, *De medicinâ*, p. 170. Padoue, 1722, édition cominienne.

tion calmante et fournit au corps un aliment de facile digestion. Dans le traitement du docteur Latour par le chlorure de soude, le lait enfin est le véhicule absolu du remède principal et constitue un moyen essentiel d'une médication quelquefois si salutaire. Or, le petit-lait n'est que le lait lui-même en possession des sels qui le composent, moins les parties qui en font un aliment réparateur.

Le traitement séro-lacté de la phthisie et de la plupart des maladies qui sont comprises dans le même système de médication, implique un avantage qui n'est pas sans importance, c'est l'*Estivation*. Les phthisiques émigrent en vertu de cette loi que dans les longues maladies il faut changer de lieu; ils émigrent aux approches de l'hiver, parce qu'il ne s'agit pas seulement d'aller habiter un lieu différent, mais d'en adopter un où le climat soit plus doux, plus favorable que celui que l'on quitte. Continuer pendant l'été la pratique de l'hiver, c'est rester fidèle au précepte hippocratique. Généralement les stations sont situées de manière que la belle saison y soit exempte de ces ardeurs caniculaires qui affaiblissent le malade ou pressent la marche de la maladie; les bords des lacs, le voisinage d'une mer méridionale, les pays élevés de niveau, à sol sec et boisé, présentent les meilleures conditions. Quel bien il peut résulter de cette *Estivation*, quand elle est bien choisie, si le traitement par le petit-lait mérite réellement la faveur qu'on lui accorde, loin d'être un de ces médicaments propres seulement à entretenir l'illusion de ceux que la médecine ne peut sauver !

Les mêmes explications qui s'appliquent à la cure de petit-lait, s'appliquent aussi à la cure de raisin. On ne peut pas dire qu'il règne entre elles une identité d'effets et qu'on puisse indifféremment les prescrire ; mais dans certains états pathologiques, elles sont propres à servir le même but. C'est ainsi que la cure de raisin sert d'intermède dans la phthisie et d'autres maladies graves entre la fin d'une première cure de petit-lait et la reprise d'une seconde ; le même traitement se continue en quelque sorte, sous une forme nouvelle. On comprendra que nous ne fassions qu'effleurer la question ; ce n'est pas encore ici le lieu des développements.

Toutefois, puisque la preuve de la spéculation et des illusions qu'elle entraîne peut persister dans les esprits comme une invincible opinion et faire douter de la puissance thérapeutique que l'opinion et, avant tout, la science attribuent à ces cures, il importe de répondre par un argument dont la valeur ne puisse être répudiée. De nombreuses, de bonnes études ont été faites sur cette double question. On pourrait soupçonner d'entraînement et d'illusion, car l'intérêt est un mauvais conseiller, les médecins attachés aux établissements ; il en est d'autres, libres, indépendants, vivant dans les grandes villes, qui ont publié des écrits sur la matière, sans autre but que de plaider la cause d'une vérité née de la pratique des anciens et confirmée par leur propre expérience. Nous ne connaissons pas tous ces travaux, mais nous croyons utile de placer sous les yeux du lecteur les pièces du procès qui nous sont connues, pièces de conviction pour nous qui avons mis nos loisirs à les étudier. L'exposé de cette double bibliographie vaut, à notre avis, la meilleure dissertation sur la valeur médicale du petit-lait et du fruit de la vigne. Une mauvaise cause ne pourrait compter autant de défenseurs.

A commencer par les travaux des anciens sur le lait et le petit-lait, l'inventaire que nous allons dresser, nous conduirait trop loin ; il nous suffira de rappeler qu'il n'y a pas d'auteur grec et d'auteur arabe, qui ne les ait fait entrer l'un ou l'autre dans sa thérapeutique. Pour atteindre les traités originaux sur le petit-lait en particulier, il faut descendre jusqu'à des temps plus rapprochés du nôtre. Roderic à Castro, qui vivait au milieu du seizième siècle, motiva par un écrit publié sur le même sujet, une dissertation intéressante qui mérite d'être consultée (1). Mais, Frédéric Hoffmann peut être considéré, en quelque sorte, comme le véritable fondateur de ce genre de cure. La meilleure partie de sa vie se passa à plaider chaudement la cause des médicaments simples. « J'affirme

(1) *Declamationes Porsii Trevii de sero lactis Stepheni Roderici Castrensis*, Edit. secunda. Romæ, 1634.

« avec serment, disait-il, que, dans ma jeunesse, « je courais avec ardeur après les remèdes chimiques; mais avec l'âge, j'ai été convaincu que « fort peu de remèdes, bien choisis, tirés même « des substances les plus viles en apparence, sou- « lagent plus promptement et plus efficacement « les malades que toutes les propriétés chimiques « les plus rares et les plus recherchées (1). » Cette direction d'esprit devait conduire le professeur de Halle à fixer son attention sur les propriétés médicales du lait. Il en est résulté deux écrits importants qui font partie des œuvres mineures : l'un, qui traite des vertus de ce produit organique et enseigne, ce qui n'avait pas été fait jusqu'alors, à préparer en grand le petit-lait et à l'employer comme moyen thérapeutique (2); le second a pour but de montrer les avantages des mélanges du lait ou du sérum avec les eaux minérales (3). L'exemple était donné de haut, et il n'y avait qu'à l'imiter. L'Allemagne n'en eut pas l'initiative. Cet honneur revient à la Suisse où la fondation du premier établissement de cure, qui remonte à 1749, a été historiquement constatée. Il devait en être ainsi, car c'est la terre qui fournit les meilleurs pâturages. Si, depuis cette époque, les stations ont été se multipliant dans les di-

(1) Michaud, *Biographie universelle*, artic. *Fred. Hoffmann.*
(2) *Dissertatio de saluberrimâ lactis virtute.*
(3) *De connubio aquarum mineralium cum lacte longe saluberrimo.*

verses parties du sol allemand et dans les Alpes. le même mouvement s'est produit dans les travaux destinés à étudier l'action et à vulgariser les résultats de ce genre de traitement.

Au nombre des meilleurs écrits les plus récents est un travail qui, selon le docteur Lersch, doit être placé en première ligne et qui nous a été fréquemment d'un grand secours pour nos recherches. C'est une œuvre théorique où le traitement séro-lacté est expliqué dans ses effets par des arguments tirés de la chimie. L'auteur lui a donné un titre qui dit suffisamment dans quel esprit elle a été conçue. Ce titre caractéristique, c'est *la Rationalité de la cure du petit-lait*, *Die Rationalität der Molkenkuren* (1). Rehburg, station de Hanovre très-fréquentée des malades, compte plus d'une monographie écrite, sans doute, pour faire connaître les qualités supérieures du petit-lait qu'on y prépare et les conditions de climat qui en rendent le séjour favorable à la cure : le docteur Beneke consacre à cette station les dernières pages de son travail. Après lui, il faut nommer les docteurs Eyl et Kolsrauch, dont les écrits intéressants méritent d'être consultés (2). Kreuth, établissement important aussi, est connu par une monographie souvent

(1) Docteur Beneke; Hannover, 1853.

(2) Docteur Eyl; *Die Molkenanstalt zu Bad Rehburg*; 1844. Docteur Kolsrauch, *Ueber die Molkenanstalt zu Rehburg*. Hannover, 1841.

citée, qui a pour auteur le docteur Kramer, et dont la publication remonte jusqu'à l'année 1841 (1). Les monographes ne devaient pas laisser Gais dans l'oubli; on sait que ce fut le premier centre de cure séro-lactée qui s'établit dès que les idées d'Hoffmann eurent pénétré dans les différentes parties de l'Allemagne et de la Suisse; le docteur Heim a publié sur cet établissement et les propriétés médicales de son excellent petit-lait de chèvre, une brochure qui tient un rang distingué dans le groupe des écrits publiés sur la question (2). Quand il s'agit de la Suisse et du petit-lait, l'esprit se reporte, pour ceux qui connaissent l'Allemagne, sur Méran, en Tyrol, et sur Ischl, dans le Saltzbourg. Ni l'une ni l'autre de ces stations n'ont manqué d'historiens. Pour la première, nous nommerons le docteur Kleim (3) et le professeur Sigmund (4); pour la seconde, et pour nous en tenir au seul auteur qui ait publié son travail en français, le docteur Polak, dont le livre porte pour titre : *Ischl et ses environs* (5).

Les noms des médecins qui ont concouru à faire

(1) *Die Molken- und Badeanstalt Kreuth*; München, 1841.

(2) *Die Heilkräfte der Alpenziegenmolken und der Molkenkurort Gais.* Zürich, 1844.

(3) *Ueber Meran*; in *Günsburg's Zeitschrift*; 1841.

(4) *Südliche klimatische Kurorte.* Wien, 1857. L'autorité du maître a donné de la réputation à cette œuvre de climatologie qui est à sa seconde édition.

(5) Vienne, 1848.

adopter ce genre de cure sont trop nombreux pour les signaler ici. En finissant, nous n'en citerons que deux qui ont contribué pour une grande part à fournir la matière de notre travail : le docteur Mojsisoviez, professeur à l'Université de Vienne, qui a publié, à la suite d'un écrit du docteur Habel, déjà cité, sur les bains sulfureux de Bade, dans le voisinage de Vienne, un résumé aussi intéressant que remarquable, où il y a beaucoup à apprendre et où on retrouve à chaque ligne le sentiment convaincu de l'excellence du moyen d'action préconisé ; et avec cet auteur, qui est une autorité, le docteur Helfft, de Berlin, qui a consacré une partie d'un livre de premier ordre, devenu classique au delà du Rhin (1), à traiter de la cure de petit-lait et à signaler les stations les plus favorables qui lui sont ouvertes. Tous ces travaux, dont la plupart ont de la valeur, ne diffèrent entre eux que par quelques réserves, qui ne diminuent en rien la vertu médicale attribuée à ce produit organique. Leurs auteurs semblent partager sans exception à cet égard, l'opinion de Tissot, qui écrivait dans le milieu du dernier siècle que le petit-lait était un des plus puissants moyens de traitement qui existent dans la nature et que celle-ci ait mis à notre disposition (2).

Le raisin a été recommandé, plus tard que le petit-lait, comme moyen de cure ; l'exemple est venu

(1) *Handbuch der Balneotherapie*, etc.
(2) Cité par le docteur Beneke.

du second. Comme nous l'avons déjà dit, ces deux sortes de traitement ont entre eux de grandes concordances et, dans bien des cas, concourent par des effets analogues au même but. L'établissement de l'un devait donc conduire logiquement à l'idée de l'autre, idée ancienne, qui n'avait besoin que d'être rappelée à des esprits tout disposés à la faire fructifier. Dès qu'une première station fut organisée, l'imitation se propagea bien vite; et, maintenant, il y en a partout où la vigne porte de bons produits. Or, l'Allemagne n'a pas seulement quelques rares vignobles jetés çà et là dans les lieux abrités contre les rigueurs du climat; ils y sont plus communs qu'on ne pense. Le voyageur, qui ne croit qu'aux vins et au soleil du Midi, s'étonne que dans ces régions aux hivers de glace et aux neiges persistantes, cette culture soit en pleine activité. La neige, sur ce territoire, sert de vêtement à la terre pendant les rigueurs du froid et la protége contre la gelée. La vigne y résiste, en général, aux attaques de l'hiver; elle est même très-florissante dans des provinces tout entières. Quand revient l'été dans ces climats continentaux, où les chaleurs caniculaires sont si ardentes, le raisin reçoit les quantités nécessaires de calorique pour arriver à complète maturité; seulement, il l'acquiert quelques semaines plus tard que le raisin du Midi, invariablement plus précoce.

Les écrits qui ont concouru à l'établissement de

la cure de raisin ne sont pas aussi nombreux que pour la cure de petit-lait. Voici les principaux : Hirsch a publié un travail cité par Lersch (1). Trois auteurs, les docteurs Joachim, Kauffmann et Epp ont écrit sur la même station, l'une des plus visitées de l'Allemagne, Durkeim, dans la Bavière rhénane : leur travail a paru de 1844 à 1847. Gleisweiler, situé aussi en Bavière, est une station non moins importante que Durkeim ; il existe sur elle un Mémoire du docteur Schneider, paru en 1853. Le Hartz est une des régions les plus pittoresques du sol allemand ; c'est le lieu des grandes roches et des bois séculaires dont le caractère imposant rappelle toujours cette ancienne forêt Hercynie, si redoutée des Romains. Il y a dans cette région, des vignobles où mûrit d'excellent raisin et une station qui porte le nom de Neustadt, dont le docteur Hubert a écrit la monographie. Méran, qui a du raisin, comme il a du petit-lait, ne mérite pas moins pour ce second produit que pour l'autre, la valeur qu'on lui donne comme climat en Allemagne, et, plus loin encore, jusqu'en Russie. Le docteur Sigmund dans le travail que nous avons précédemment cité (2), préconise l'excellence de goût, la supériorité de qualité et les avantages de l'emploi du raison de Méran. Mais le livre qui, sous le rapport historique et médical, est

(1) Au commencement du chapitre intitulé: *Traubenkuren* (cure de raisin).

(2) *Südliche*, etc., p. 23 et 24.

une source abondante ouverte à tous ceux qui veulent étudier sérieusement les cures par le fruit de la vigne : c'est celui qui nous a servi de guide pour tout ce que nous aurons à dire ultérieurement sur cet intéressant sujet : il est intitulé la *Cure de raisin*, et a pour auteur le docteur Aug. Schulze (1). Lersch, dans son grand ouvrage, a consacré un court chapitre à une esquisse de ce genre de traitement. Le docteur Helfft, plus complet, lui accorde dans son remarquable Traité une attention en rapport avec les bons effets que l'expérience lui attribue.

Les développements qui précèdent, joints à cette bibliographie dont nous venons de donner une notion, nous justifient dans l'entreprise que nous poursuivons, pour appeler l'attention sur un sujet qui ne l'avait pas obtenue jusqu'ici, du moins en France. Dans les ouvrages de balnéographie qui s'y publient sur les eaux minérales, soit indigènes, soit étrangères, on traite fort légèrement les cures de petit-lait et de raisin ; on en dit quelques mots, et puis on passe. Nous avons procédé avec plus de lenteur et plus de réflexion, et ce n'est pas sans y avoir gagné quelque chose. Nous avons reconnu,

(1) Cette monographie n'a pas été traduite en français, et en 1844 elle avait eu déjà deux éditions. C'est un petit Traité remarquable pour son érudition, et qui se distingue, entre autres qualités, par une grande clarté et beaucoup d'ordre, ce qui n'est pas toujours le trait dominant des produits littéraires ou scientifiques de l'Allemagne.

d'après des témoignages irrécusables et avec des autorités compétentes, que l'art de guérir pouvait trouver d'utiles ressources et même de bons moyens de curation dans l'emploi du sérum du lait et dans celui du raisin ; nous n'avons pas voulu garder cette conviction pour nous seul.

LES CURES
DE PETIT-LAIT ET DE RAISIN
EN ALLEMAGNE ET EN SUISSE.

PREMIÈRE PARTIE.

LA CURE DE PETIT-LAIT.

(Molkenkur)

Die Molken sind eines der grössten Heilmittel, die in der Natur vorhanden sind.

« Le petit-lait est un des agents théra-
« peutiques les plus importants qui existent
« dans la nature. »

TISSOT, cité par le docteur Beneke.

CHAPITRE PREMIER.

LE PETIT-LAIT. — SA COMPOSITION CHIMIQUE.
SUCRE. — SELS. — FACILITÉ DE DÉCOMPOSITION. — MOYENS
DE CONSERVATION. — DIFFÉRENCE SUIVANT LES ESPÈCES.

Le petit-lait, *serum lactis*, porte en Suisse le nom de *Schotten* et en Allemagne celui de *Molken*; notamment dans Galien, il est désigné sous le nom de *Melca*. Cette liqueur forme une des parties constituantes du lait. On sait qu'elle s'obtient par séparation, au moyen du lait caillé ou de la présure tirée des estomacs de jeunes veaux, ou bien avec des liqueurs acidifiées par de l'acide tartrique ou de l'acide acétique. Le procédé avec les acides est en usage dans les laboratoires, ou lorsqu'on ne veut avoir qu'une petite quantité de ce liquide organique. Lorsqu'on veut préparer en grand, on coagule par la présure. On se demande naturellement quelle est la cause de ce résultat, quel est le principe qui sépare le lait en deux parties, une partie solide et une partie séreuse. Voici la réponse de M. E. Soubeiran (1) : « La véritable cause de la « coagulation du lait, dit cet auteur, est la présence « dans la présure d'une certaine quantité de pep- « sine, ferment particulier qui préside à la di- « gestion des matières animales et qui jouit de la « propriété remarquable de les coaguler par une « première action et de les redissoudre par une « action subséquente. Dans la coagulation du lait, « le premier effet est seul produit. »

La présure ne peut se conserver longtemps fraîche. On la fait dessécher après l'avoir salée, pour s'en servir au besoin. M. Wislin a donné un moyen de préparation (2) qui réussit mieux que

(1) *Traité de pharmacie théorique et pratique*, 5e éd. Paris, 1847, volume II, p. 102.

(2) Prenez :

Estomacs de jeunes veaux.	10	parties.
Chlorure de sodium......	3	»
Alcool à 80°..............	1	»
Eau......................	16	»

On divise avec des ciseaux la membrane de l'estomac et on la mélange avec le sel et la présure qui se trouvent dans l'intérieur de l'organe ; on laisse le tout en contact dans un lieu frais, jusqu'à ce que l'odeur du fromage soit remplacée par

tous les autres, car c'est la méthode scientifique. Toutefois avec la méthode empirique perfectionnée par l'habitude, on arrive à des résultats aussi parfaits. C'est toujours, au fond, le même procédé. Le moyen le plus usité consiste encore dans l'emploi de la présure, moins la préparation préalable par la méthode de Wislin. On n'obtient pas autrement le petit-lait dans les montagnes de la Suisse; et on n'ignore pas la réputation d'excellence qu'il a obtenue partout. En Allemagne, on n'agit pas autrement. Il en est de même dans les Carpathes, limite orientale du continent allemand, où il n'y a pas de meilleur petit-lait, dit le docteur Mojsisovicz que celui qu'on y prépare. Les bergers de la montagne, ajoute cet auteur, sont de véritables maîtres dans l'art de sa fabrication. La quantité de présure nécessaire pour opérer sur 1 kilogramme de lait, s'évalue à 1 gramme 30 environ. Le résultat s'accélère par l'addition d'un peu d'acide tartrique ou acétique affaibli.

Pour que le petit-lait soit bon, il faut qu'ilsoit neutre ou qu'il n'accuse qu'une faible réaction acide; il doit être limpide, verdâtre ou légèrement opalin et d'une saveur douceâtre. Il y a des petits-laits qui ne présentent pas toujours une

l'odeur de la présure; le temps nécessaire varie de 1 à 2 mois: à cette époque, on délaye avec l'eau, on ajoute l'alcool et on filtre. Tex. de Soubeiran. (*Loc. cit.*)

couleur aussi limpide. Dans beaucoup de stations d'Allemagne, où, du reste, le sérum est parfaitement préparé, il se distingue par une couleur blanche, assez opaque, comme s'il était formé d'un reste de lait. Ce n'est pas un inconvénient tellement grand, qu'il oblige à le rejeter. Il y a même des médecins spéciaux, des auteurs de monographies sur les cures par ce produit organique, qui le préfèrent au petit-lait absolument clair. Un bon petit-lait, dit le docteur Küchenmeister (1), porte des traces de matière grasse, mais n'en présente aucune de la présure qui a servi à opérer la coagulation. Ce qu'on peut dire, c'est que celui-ci est plus nourrissant que l'autre, ce qui n'empêche pas qu'il ne partage, à peu près, les mêmes qualités médicales.

Sa composition représente, sauf la séparation des matières coagulées, les mêmes principes que l'analyse découvre dans le lait. Le sérum contient beaucoup d'eau, des traces de matière caséeuse, qui n'ont pu entièrement disparaître, un peu de beurre, une forte proportion de sucre et une quantité assez marquée de matériaux fixes qui consistent dans des sels et des bases salifiables. En prenant les rapports des différents matériaux du lait, on se fera une idée précise de ceux des matériaux du petit-lait; on n'aura, en effet, qu'à soustraire par la pensée la

(1) Cité par Lersch, *in Einleitung*, etc., p. 1176.

quantité exprimée par les proportions de caséum et de beurre qui font toute la différence.

TABLEAU PROPORTIONNEL DES MATÉRIAUX DE COMPOSITION DU LAIT SUR 1,000 PARTIES,

D'APRÈS LES ANALYSES DE SIMON, CHEVALLIER ET HENRY,

Rapportées par le Dr BENEKE (1).

	LAIT DE FEMME.	LAIT DE VACHE.	LAIT DE CHÈVRE.
Eau..........	887	842	868
Parties solides..	113	158	132
Caséum	32	69,5	40,2
Beurre	31	46,5	33,2
Sucre de lait...	51	39,5	52,8
Sels...........	2,25	9,5	5,8

Le caséum et le beurre ne faisant pas partie du petit-lait, le produit dominant après l'eau qui ne compte pas, c'est le sucre. Le docteur Spirgatis, auteur déjà cité d'une bonne monographie sur le sujet qui nous occupe, porte à 60 grammes par kilogramme la quantité de sucre en dissolution dans le sérum (2). C'est peut-être exagéré. Des analyses assez nombreuses ont été faites pour déterminer la mesure exacte de la matière sucrée. Le docteur Lersch, dans son ouvrage de balnéographie, où on trouve les plus

(1) *Die Rationalität der Molkenkuren*, p. 12.
(2) *In Buchner's Repertorium.*

grands détails sur les questions qui touchent à cette branche de la science, le docteur Lersch a rassemblé tous les matériaux propres à fixer l'opinion à cet égard (1). Il n'est pas sans intérêt, ni même sans utilité, d'en donner connaissance, car le sucre ne joue pas un rôle sans importance, dans les propriétés générales du petit-lait. Helfft donne absolument les mêmes chiffres proportionnels (2) que ceux qu'on va lire dans le tableau ci-après :

TABLEAU DES PROPORTIONS DE SUCRE

DANS LES LAITS LES PLUS EMPLOYÉS.

DIFFÉRENTES ESPÈCES DE LAITS.	NOMBRE des ANALYSES.	NOMS DES AUTEURS.	PROPORTIONS DE SUCRE pour chaque kilog. de petit-lait.
Lait de vache..	29	Simon, Playfair, Mathey, Herberger, Thomson, Poggiale, Klencke, Boussingault, Berzelius, Chevallier, Neuhauer..	38 gr. 40 centig.
Lait de chèvre.	9	Payen, Lehmann, Chevallier, Clemm.	38 gr. 50 centig.
Lait de brebis..	1	Chevallier...........	42 gr. 40 centig.
Lait d'ânesse..	22	Chevallier, Peligot, Lehmann, Payen, Simon............	49 gr. 40 centig.

Bien que le lait de brebis ne soit dans ce tableau

(1) *Einleitung*, etc.; vol. I, p. 321.
(2) *Handbuch der Balneotherapie*, p. 99.

l'objet que d'une seule analyse, le nom de l'auteur, celui de Chevallier, est une garantie d'exactitude. Ainsi, le plus doux de tous les laits après celui d'ânesse, c'est celui de brebis. Le lait de vache et le lait de chèvre sont placés au même rang.

Il reste à connaître les rapports du sucre avec les sels, ou de ceux-ci avec la masse liquide qui porte le nom de petit-lait. Quelque estimés que soient les travaux chimiques des Allemands, et quelque créance qu'ils méritent, les travaux issus de savants français ne leur cèdent en rien. Le docteur Edm. Becquerel s'est beaucoup occupé de cette question, et il a publié des recherches qui font loi dans cette matière. Un de ses mémoires (1) offre dans un tableau (2) les rapports en poids des éléments principaux contenus dans chaque espèce de lait et sert de complément à un autre tableau que nous avons donné précédemment pour montrer des rapports analogues. Certainement, ces indications ne suffisent pas à tirer des inductions thérapeutiques précises, pour établir que tel petit-lait est préférable dans un cas et tel autre dans un cas différent. Mais si, logiquement, on ne le peut pas, l'esprit entrevoit qu'on pourra bientôt le faire. Dans ce tableau, du reste, il ne s'agit pas seule-

(1) *Du lait chez la femme dans l'état de santé et dans l'état de maladie;* Mémoire en collaboration avec le docteur Max. Vernois. Paris, 1853.

(2) Voir ci-après.

ment des rapports de pondération entre les sels contenus dans chaque lait, mais encore suivant le poids de l'eau qui est conservée tout entière dans le sérum.

TABLEAU DES RAPPORTS DE PONDÉRATION

ENTRE LES PRINCIPAUX ÉLÉMENTS DU LAIT.

1° Selon la densité.	2° Selon le poids de l'eau.	3° Selon le poids des parties solides.	4° Selon le poids du sucre.	5° Selon le poids du caséum.	6° Selon le poids du beurre.	7° Selon le poids des sels.
Brebis.	Anesse.	Brebis.	Anesse.	Brebis.	Chèvre.	Brebis.
Anesse.	Vache.	Chèvre.	Brebis.	Vache.	Brebis.	Vache.
Chèvre.	Chèvre.	Vache.	Vache.	Chèvre.	Vache.	Chèvre.
Vache.	Brebis.	Anesse.	Chèvre.	Anesse.	Anesse.	Anesse.

Ce qui importe avec le sucre, dans les matériaux de composition du petit-lait, ce sont les sels qui ont des propriétés connues et par lesquelles le sérum acquiert des propriétés médicales. Par le sérum et le sucre, le petit-lait ne serait qu'une potion plus ou moins nourrissante, plus ou moins calmante; mais rien de plus. En lui supposant une action médicamenteuse, il ne pourrait, assurément, qu'en produire une sans importance. Puisqu'on attribue avec raison au petit-lait des effets caractérisés sur l'économie, il faut bien en attribuer la cause, en grande partie du moins, à ces sels, qui peuvent ne pas être toujours identiques dans leurs proportions, mais qu'on trouve constamment, comme des principes essentiels et auxquels ne se substitue aucun principe analogue. La dose des sels n'est pas forte, comme on l'a déjà vu, mais elle est différente, suivant les espèces. La supériorité appartient à la brebis, sur les quatre espèces de laits qui sont représentées dans le tableau précédent. L'incinération donne des résultats conformes. D'après les recherches consignées dans l'ouvrage des docteurs Vernois et Becquerel (1), on y trouve que 1 kilogramme de lait de brebis fournit 7 grammes 16 de produits incinérés, que la même quantité de lait de vache fournit 6 grammes 64, qu'une pareille quantité de lait de chèvre fournit 6 grammes 18, et qu'enfin, pour l'ânesse, on obtient 5 grammes 24. Ici se présente la question, à laquelle aboutissent nécessairement tous ces préliminaires. Quels sont ces sels? En quoi consistent-ils? Si c'est par eux que le petit-lait est un agent médical, voyons si de leurs qualités connues on peut induire les qualités spéciales que la médecine allemande attribue à ce produit organique.

En ce qui regarde les sels, dit le docteur Beneke (2), cet auteur que l'opinion médicale, en Allemagne, place en tête des monographes qui ont traité la question des cures de petit-lait, jusqu'à présent nous n'avons que peu d'analyses satisfai-

(1) Voir les tableaux dressés pour chaque espèce de lait dans le mémoire déjà cité.

(2) *Ouv. cit.*, p. 12 et 13.

santes. Cet auteur a raison ; il y en a peu en France, peu en Allemagne, mais il s'en trouve assez pour pouvoir s'éclairer à cet égard. Lui-même en cite deux, faites sur les sels du lait de vache, une de Haidlen et l'autre de Weber. Voici la première par ordre d'élévation des sucres, dans chacun des composés. Les sels se composent de phosphate de chaux, de chlorure de potassium, de phosphate de magnésie, de chlorure sodique, de phosphate de fer oxydulé, et d'un peu de soude mêlée avec de la caséine. La seconde, celle de Weber, est exprimée de la manière suivante, toujours dans l'ordre suivi plus haut. Acide phosphorique, potasse, chaux, chlorure de potassium, soude, chlorure de sodium, magnésie. L'auteur fait observer qu'en comparant les cendres du sang avec les sels du lait, on voit que les cendres contiennent beaucoup plus de soude et de sel sodique, tandis que les sels portent relativement peu de potasse, peu d'acide phosphorique et de chaux. D'autres auteurs, comme le docteur Spirgatis (1), le docteur Edm. Becquerel (2), Berzelius (3), se rapprochent plus ou moins de ces analyses. Le premier, opérant sur le lait de chèvre, a trouvé comme élément prépondérant les chlorures de potassium et de sodium, et puis du

(1) *Ouv. cit.* et dans Lersch.

(2) *Ouv. cit.*

(3) *Dictionnaire des substances alimentaires*, par le docteur Aulagnier.

phosphate de chaux et de magnésie, du soufre et du fer. Le second, opérant sur le lait de femme, a trouvé que l'élément principal était le phosphate de chaux, à la suite duquel se rangeaient le chlorure de sodium, le sulfate de soude et le carbonate de chaux. Le troisième enfin, opérant sur le lait de vache, a dû placer au premier rang l'hydrochlorate de potasse, etc. On comprend la prépondérance du phosphate calcique; c'est l'élément plastique le plus solide, celui par lequel se compose et se fortifie la charpente du corps. Le chlorure sodique, pour d'autres raisons, est encore un élément qui doit garder de hautes doses dans le sérum, bien qu'il n'y soit pas dans les rapports qu'il présente dans le sang. Il ressort de tout cela que, non pas le lait, mais surtout et principalement le petit-lait, qui conserve tous les sels et abandonne les parties grasses pour se rapprocher de la légèreté de l'eau, est un analogue des eaux minérales et peut être comparé à des types divers, car il porte en quantité suffisante du chlorure de soude, il porte du sulfate de soude, il porte enfin des composés ferrugineux. Il réalise, de plus, une eau minérale à part, parce que cette eau est de nature organique et parce qu'elle est sucrée.

Toutefois, si ce produit place un moyen thérapeutique puissant entre les mains d'un médecin expérimenté, il est très-délicat et difficile à conserver; en effet, il n'y en a aucun parmi les composés organiques, dit le docteur Mojsisovicz (1), qui, dans un temps court, puisse supporter plus de métamorphoses organiques et chimiques. Ainsi, souvent sans cause connue ou sous l'influence des causes les plus faibles, il se développe une réaction acide trop prononcée pour pouvoir en faire usage ; il suffit, dans bien des cas, d'un changement de temps, d'un orage, pour amener ce résultat. L'état des pâturages a aussi des effets sur l'altération du petit-lait. Une pluie de quelques jours, dit le docteur Reil (2), développe dans la liqueur un peu d'acidité en même temps qu'une saveur plus prononcée que lorsque la semaine a été belle. On dirait, en effet, que la pluie ou l'humidité, qui favorisent la fermentation acide, dissolvent aussi plus facilement l'arome des plantes et en transportent rapidement le goût dans le lait sécrété. En Suisse, les bergers n'ignorent pas qu'il faut éloigner les troupeaux des pâturages, pendant les temps pluvieux, s'ils veulent avoir de bons produits. L'*allium ursinum*, qui se trouve en abondance dans les prairies alpestres, développe dans la liqueur, sous cette influence météorologique, un goût qui la rend impropre à l'usage alimentaire comme à l'emploi médical. Pour compter sur un lait et un petit-lait de bonne qualité, il est important que les herbages n'aient que leur humidité

(1) *Über die Bereitung*, etc. (In Habel), p. 69.
(2) *Balneologische Zeitung*, t. II, 1856.

propre, qu'ils aient perdu, en grande partie, celle que la rosée, le brouillard ou la pluie auraient déposée sur eux.

Un célèbre amant de la nature alpestre, M. de Saussure, montre par ses observations combien cette opinion est d'accord avec les faits. Après avoir parlé de la juste renommée du lait d'une montagne appelée le Môle, et située dans le voisinage de Genève, il s'exprime ainsi (1) : « L'excellence des pâ-« turages n'est pourtant pas la seule cause de cette « supériorité ; le peu d'eau que les vaches boivent « doit aussi y contribuer. La source la plus voisine « des pâturages en est éloignée presque d'une lieue ; « il serait bien pénible de conduire, chaque jour, les « troupeaux à cette distance, et plus pénible encore « d'aller leur chercher autant d'eau qu'ils en pour-« raient boire. Il faut donc qu'ils s'en passent, et « que la rosée, qu'ils lèchent le matin, leur tienne « lieu de boisson. Ce n'est que dans les grandes sé-« cheresses qu'on leur en donne d'autre. » Ainsi, ce n'est pas seulement l'eau surabondante qui trempe les pâturages, dont les effets sont défavorables au bon état du lait : ce serait encore l'eau donnée en boisson, même d'une manière modérée. Ceci nous indique déjà quels sont les lieux qui peuvent fournir les produits les mieux composés et les plus salutaires.

(1) *Voyages dans les Alpes* ; Paris, 1835, p. 10.

Les bons pâturages couvrent les montagnes ; les meilleurs se trouvent sur les plateaux les plus élevés : à ces niveaux, l'eau est loin des troupeaux, et, comme le dit M. de Saussure, ceux-ci ne peuvent pas s'en abreuver. Sur des montagnes moins hautes, les sources ne sont pas loin, et on sait l'inconvénient qui en résulte. Mais les influences météorologiques jouent un rôle actif dans la production de l'eau ; les forêts, et surtout les grandes sapinières, condensent les vapeurs et sont des causes de pluie ; les grandes surfaces de prairies abaissent la température par rayonnement et se couvrent d'abondantes rosées. Ce double inconvénient, celui des pluies fréquentes et des rosées qui pénètrent les herbes, se modifie si les forêts ne sont ni trop épaisses ni trop étendues, et si les pacages exposés au midi reçoivent, dès la pointe du jour, cette pleine lumière du soleil, qui a bientôt essuyé, en partie, l'humidité nocturne. Ainsi, le petit-lait de bonne qualité, le petit-lait des malades, se compose dans la région des montagnes ; mais le degré d'altitude et même la bonté des pâturages ne suffisent pas à donner de bons produits ; on a vu que ce résultat tenait aussi à d'autres conditions.

Le petit-lait vernal vaut-il le petit-lait moins précoce ou doit-on le lui préférer pour des qualités que celui-ci ne présenterait pas ? Les premières plantes vernales sont plus tendres, mais elles sont moins savoureuses : le soleil n'a pas encore brillé assez longtemps sur les pâturages pour y développer une abondante floraison et y composer de pénétrants aromes. Le plus limpide serait, d'après cela, le petit-lait du printemps ; le mieux formé et le plus complet sous le rapport de ses éléments, serait celui du commencement de l'été. Le premier présenterait sans doute à un plus haut degré des propriétés délayantes et dépuratives ; le second serait apte à servir aux traitements nombreux qui sont en usage dans les cures. Une autre différence notable les sépare, et elle n'est pas sans importance pour les malades : le petit-lait n'est pas aussi insipide qu'on le peut croire, si l'on en juge d'après les échantillons tirés des officines, et qui ne présentent qu'une expression altérée de ce qu'on nous permettra d'appeler le véritable petit-lait. Il a un goût, il a un parfum d'autant plus marqué que les pâturages sont plus aromatiques. C'est celui dont les malades se fatiguent le moins vite, et celui qu'il est préférable par conséquent de leur conseiller.

Puisque le petit-lait résiste si difficilement aux influences qui tendent à le décomposer, il faut veiller à sa conservation, comme sur tout ce qui est fragile, pour ne livrer à la consommation qu'un petit-lait qui ne soit pas un médicament altéré. La première précaution à prendre pour assurer ce résultat, consiste à n'opérer que sur un lait récent, tiré le matin même du jour où le petit-lait doit être distribué. Avec un petit-lait de la veille, on obtiendrait un produit de mauvaise qualité, une liqueur séreuse, ressemblant à première vue peut-être au petit-lait normal, mais ne lui ressemblant aucunement ni pour la composition chimique, ni pour les effets qu'on a le droit d'en attendre. Un autre soin non moins indispensable pour entretenir la liqueur dans de bonnes conditions, c'est la conservation d'une température analogue à celle du lait lui-même au sortir du trayon ou à la température physiologique proprement dite. Helfft veut qu'on la porte à 35° ou 38° R. : c'est peut-être un peu haut. Dans les stations, c'est ordinairement à une température mitigée (*lauwarm*) que le petit-lait est livré. Si, après l'avoir abandonné au refroidissement, on le réchauffe, tout y perd le goût, comme l'état chimique, et par conséquent la valeur médicamenteuse. La liqueur est dénaturée par cette simple opération ; ce n'est plus un remède, c'est un breuvage qu'on prend avec répugnance.

Ces inconvénients graves sont écartés dans les établissements bien organisés. Des précautions sont prises pour que le petit-lait s'y conserve tel qu'il doit être jusqu'au moment de la distribution. Voici en quoi consistent ces mesures. On emploie un vaisseau de bois suffisamment purifié de toute odeur, pour servir au transport. On l'échauffe, en y laissant pendant quelques minutes une certaine quantité d'eau d'une température de 50° R. Vidé et essuyé, ce vaisseau, qui doit fermer hermétiquement, est en entier rempli de petit-lait. Il est ensuite placé dans un autre, qui contient assez d'eau à la même température pour entourer d'une zone épaisse de calorique le vaisseau principal. Avec de telles précautions, le petit-lait parvient à sa destination, sans avoir perdu sensiblement de son calorique ou en se maintenant dans une température convenable. Pendant la distribution on n'a qu'à renouveler le vaisseau d'enveloppe, pour que le liquide garde toujours les mêmes conditions qui ont été entretenues durant le trajet. Les établissements où on néglige ces soins, restent au-dessous du but pour lequel ils ont été fondés ; il est bon de répéter qu'ils remplacent par un médicament altéré le médicament sur lequel les malades fondent leur espérance.

Les diverses espèces de lait qui servent à l'usage médical, soit sous sa première forme, soit sous celle que lui donne la coagulation, sont au nombre de quatre. Dans les analyses, il n'a été question que de celles-là, car il eût été inutile de donner plus de développement à ce genre de recherches. Pour la cure spéciale de petit-lait, le lait d'ânesse doit être mis hors de cause. On sait comment il est employé, à quel usage particulier il est traditionnellement consacré. Du reste, si jamais on avait essayé de l'administrer sous la forme de petit-lait, on l'aurait bientôt abandonné pour un autre d'une origine différente. Très-riche en eau, mais très-pauvre en sels, il ne peut pas avoir une grande puissance thérapeutique. C'est à cause de sa saveur douce, car c'est le lait qui contient le plus de sucre, et de sa facile digestibilité, qu'il est donné aux phthisiques, auxquels il sert à la fois de potion calmante et d'aliment.

L'état physique qui caractérise les différentes espèces de lait ou de petit-lait usuel, est jugé par les anciens avec cette fine intuition qu'ils puisaient dans l'expérience, seul moyen d'observation à la disposition des savants, de ces temps reculés. « Le lait de vache est plus gras, dit Galien (1), le lait de brebis plus épais, celui d'ânesse plus léger ; le lait de chèvre tient le milieu entretous, de manière qu'on ne peut dire de lui, qu'il soit plus gras, plus épais ou plus léger, si on le compare au lait des autres animaux. » Ce jugement est d'accord avec les données modernes. En consultant le tableau que nous avons donné précédemment (2), on verra en effet que le lait de brebis se distingue par la densité la plus forte ; que le lait d'ânesse, réputé pour sa légèreté, porte plus d'eau que tous les autres et qu'il est en même temps le moins chargé de matières grasses et solides, caséum,

(1) Nam vaccinum (lac) pinguius, ovillum crassius, asininum tenuius. Caprinum in his medium tenet, ut neque crassius, neque tenuius, neque pinguius dici possit, si quis cum aliis animantibus comparet. GALENUS, *De bono et malo succo*. Lugduni, 1547, p. 73.

(2) Voir la page 26.

beurre et sels. En ce qui concerne les laits de chèvre et de vache, certainement le premier représente une sorte de moyenne entre les autres espèces, parce qu'un excès s'y corrige par l'état opposé, comme, par exemple, l'élévation des proportions de beurre, par la faiblesse de la matière sucrée. Quant au second, s'il est réellement plus gras, plus onctueux au goût, c'est qu'il est riche en matières caséeuse et butyreuse, sans présenter la densité de celui de brebis, qui pour cette qualité tient, comme on sait, le premier rang.

Les petits-laits ne sont pas plus identiques que les liqueurs animales dont ils font partie. Soit qu'ils varient dans les proportions des sels, soit dans les qualités de la liqueur séreuse qui les dissout, soit par les traces qu'ils portent du beurre et du caséum dont ils ont été séparés, ils diffèrent essentiellement les uns des autres. Il ne s'agit pas seulement d'une simple modification dans l'état chimique, mais de propriétés distinctes que l'expérience a fait constater.

Il fallait étudier le lait dans les diverses conditions qu'il présente, pour en isoler la partie dans laquelle réside la vertu médicale. Le lait n'exerce pas d'influence thérapeutique par les principes qui en font un aliment, mais par ceux qui en font un médicament. Nous croyons donc être parvenu à faire admettre l'opinion des Allemands, que c'est le sérum qui constitue la partie active du lait. Le sérum en effet, est un liquide organique privé de ses parties grasses, et en possession des sels qu'il porte en dissolution, joints à de la matière sucrée. La présence de ces sels fait de ce liquide un composé analogue à ceux dont la médecine tire les plus grands secours, aux eaux minérales. Nous sommes allé plus loin ; les différences de densité qui se constatent dans les diverses espèces de lait, se reproduisent jusqu'à un certain point dans les espèces correspondantes de petit-lait. Comme dans les premières, celles-ci ont plus ou moins de sucre, ou plus ou moins de sels, ce qui leur a fait assigner des propriétés qui peuvent se comparer, mais qu'on ne doit pas confondre. Ceci exprime les qualités du sérum dans ce qu'il est ; elles dépendent aussi de ce qu'il n'est pas. Ce dernier point touche à des idées théoriques qui forment le côté technique de la question et qui n'en sont pas la partie la moins intéressante.

CHAPITRE II.

PROPRIÉTÉS GÉNÉRALES. — USAGE INTERNE. — USAGE EXTERNE.

Si l'on en croyait quelques monographes qui se sont exagéré les vertus du petit-lait, on ferait de cette liqueur organique une panacée propre à guérir toutes les maladies et même les plus graves. En se bornant à la vérité telle que nous l'avons reçue de la tradition antique, le petit-lait est un produit animal dont les propriétés sont purgatives, altérantes et un peu nutritives. Le petit-lait est purgatif, comme l'indiquent les sels qu'il porte en dissolution ; il est altérant, si l'expérience a prouvé qu'il modifie favorablement les liquides et les solides de l'économie ; enfin, il est nourrissant, parce que, quelque pur qu'il soit, il porte toujours des traces des matériaux qui constituent particulièrement le lait et lui impriment des qualités alimentaires.

Les vertus purgatives du petit-lait sont connues depuis les temps les plus reculés. Hippocrate connaissait celles-ci, comme il connaissait aussi les autres. Les propriétés dépuratives ou purgatives sont depuis longtemps du domaine public, et même familières à tout le monde. Dans certains pays, dans le midi de la France par exemple, on se dépure, au printemps, avec le petit-lait. En Espagne et en Italie, on emploie ce produit dans le même but, à l'état de petit-lait tamariné ; ce mélange est même un de ceux qui sont le plus fréquemment employés au début des affections fébriles. On pourrait se demander ici, pourquoi la médecine française a rompu avec la tradition et a presque abandonné ce moyen médical, comme s'il était sans vertu. La chimie, dans ses progrès, a détrôné l'ancienne thérapeutique. Malgré leurs titres, les remèdes consacrés par l'expérience ont dû céder la place à l'envahissement des composés nouveaux.

Les effets altérants du petit-lait n'ont pas besoin de démonstration. L'altération est un changement, une modification favorable qui se produit sous l'influence d'un agent médical, dans les liquides ou les solides du corps humain. Si le petit-lait dégage des obstructions, il améliore les solides ; s'il fait disparaître ou s'il ramène à l'état normal des écoulements muqueux plus ou moins vicieux ou plus ou moins abondants, il améliore les liquides. Cet effet altérant se constate surtout dans les exanthèmes traités par ce moyen d'action. L'affection cutanée s'améliore, s'efface même à la suite de cette cure. Des changements de bonne nature ont eu lieu certainement dans le sang, pour déterminer ce résultat. Nous pourrions multiplier les exemples, mais nous ne devons pas empiéter sur ce que nous avons à dire touchant les effets de la médication séro-lactée, dans les maladies. Nous signalerons seulement ces tempéraments d'éréthisme et d'irritabilité qu'une cause physique ou morale place dans un état d'excitation assez grave pour troubler profondément l'économie : le petit-lait est souverain dans les cas de cette catégorie ; il introduit des éléments d'ordre et d'équilibre dans la circulation, au point de calmer tous les symptômes d'agitation et de ramener la santé. C'est encore par des effets sur le sang que peuvent s'expliquer ces phénomènes.

Les propriétés nourrissantes du petit-lait ne sont une question douteuse pour personne. Uni à de petites quantités d'aliments, ce produit suffit à des organisations qui dépensent journellement beaucoup de force. Dans la vie de chalet, où le troupeau doit fournir en grande partie les ressources alimentaires du berger, le petit-lait joue un grand rôle dans l'alimentation quotidienne ; et cependant, il ne sort pas des montagnes de la Suisse, des types dégénérés par insuffisance de nutrition. Sur les confins les plus reculés de l'Allemagne, en Esclavonie, le petit-lait est peut-être, plus qu'en Suisse, l'aliment le plus ordinaire, celui qui se consomme en plus grande proportion ; cela n'empêche pas que la vigueur corporelle n'y soit très-commune dans la race. Le petit-lait est, par son nom, un diminutif du lait ; ses qualités nutritives justifient la différence exprimée par ce nom.

On attribue de plus à cette liqueur organique, des propriétés qui tiennent, jusqu'à certain point, à celles qui étaient connues des anciens, mais qui ont une tout autre portée. Ces propriétés reposent sur une assimilation du petit-lait avec les eaux minérales, pour les composés chimiques qu'il porte en dissolution, et sur une interprétation théorique admise généralement de l'autre côté du Rhin. La théorie consiste en ceci : La liqueur séro-lactée est un produit privé d'azote. A ce titre, elle doit exercer de favorables effets sur l'organisme, toutes les fois qu'il s'agira de combattre un état pathologique où la prédominance des éléments azotés sera constatée. Nous ne faisons que mentionner en passant ce point de vue. Il s'agit d'une interprétation toute nouvelle pour la médecine française. C'est l'action physiologique du petit-lait expliquée chimiquement et rationalisée, avec tous les développements dont elle est susceptible. Son analyse prendra une place assez importante dans ce travail, et ce ne sera ni sans intérêt pour le lecteur, ni sans utilité pour le but que nous poursuivons.

Tout le monde n'accepte pas également bien un remède aussi simple, aussi doux en apparence, et qui devrait s'assimiler comme un aliment de facile digestion. Il y a des personnes chez qui la tolérance s'établit difficilement. Le petit-lait pèse à l'estomac ; il ne passe pas, malgré l'exercice auquel on se livre pour seconder le travail organique. Chez quelques-uns, il est même rejeté; il détermine des coliques, des gastrorrhées, de légers ictères. Mais ces effets ne doivent pas faire abandonner un traitement indiqué, et qui doit rendre des services. Les eaux minérales leur servent d'ailleurs de correctif; on parvient, par des mélanges, à faire disparaître les inconvénients et à préparer sans obstacle les avantages. Dans ce cas, les eaux minérales rendent au petit-lait les services qu'elles en retirent à leur tour.

Nous n'avons parlé jusqu'ici que des effets généraux de l'usage interne; nous n'avons pas encore signalé ceux de l'usage externe. La liqueur séro-lactée se prend aussi sous forme de bains. Les anciens n'en avaient pas connaissance, mais ils recherchaient les bains de lait, qui commencèrent par être en estime dans l'ancienne Égypte, et furent adoptés plus tard, comme un nouveau moyen de luxe et de jouissance, par les Romains de la décadence. Cette sorte de bains, écrit Dion Cassius (1), était considérée comme un précieux cosmétique. Une maîtresse de Néron se faisait suivre, dans ses voyages, ajoute-t-il, par un troupeau de cinq cents ânesses, source intarissable du liquide dans lequel elle aimait à se plonger. Au-

(1) Cité par Lersch.

jourd'hui, on fait mieux, et surtout à moins de frais. Seulement, si le luxe et l'élégance en prennent leur part, c'est principalement, c'est avant tout la médecine qui en profite. Nous pouvons dire comme les anciens : Ce bain est un cosmétique, c'est un moyen de beauté. Il agit sur les capillaires du tissu cutané ; il en ravive les couleurs ; il lui fait contracter une sorte de fraîcheur qui peut reproduire quelque chose des caractères de la jeunesse. Mais cet effet n'est qu'un effet de surface. Les bains séro-lactés, pris avec suite et comme traitement, portent leur influence dans les profondeurs de l'organisme ; ils sont résolutifs et éminemment fortifiants. L'opinion médicale allemande, qui accorde une grande confiance aux vertus du petit-lait dans les principales dyscrasies, lui attribue aussi les meilleurs effets dans les maladies de genre hyposthénique.

Ainsi, que le petit-lait soit pris comme cure interne ou comme cure externe, il présente des propriétés remarquables, qu'il sera plus facile d'apprécier à mesure que nous avancerons dans les faits de détail.

CHAPITRE III.

EFFETS THÉRAPEUTIQUES. — THÉORIE DE BENEKE. — CLASSIFICATION DES MALADIES CURABLES PAR LE PETIT-LAIT. — NEVROPATHIES. — HYPOCHONDRIE ET HYSTÉRIE. — GOUTTE. — PHTHISIE PULMONAIRE. — LE SEL MARIN DANS L'ORGANISME, D'APRÈS LIEBIG. — PLÉTHORE ABDOMINALE. — OBSTRUCTIONS HÉMORRHOÏDES. — POLYSARCIE. — AFFECTIONS CUTANÉES. — RACHITISME ET HYPOSTHÉNIES. — RÉSUMÉ.

Les Allemands ont, comme nous l'avons déjà dit, une théorie chimique sur le mode d'action du petit-lait dans les maladies contre lesquelles on le prescrit. Ils en ont rationalisé la cure, comme on le voit dans l'œuvre de Beneke, et comme le titre lui-même du livre l'annonce (1). Cette manière d'expliquer l'indication des agents thérapeutiques dans les maladies, prend pour point de départ un rapport qui existerait entre les vices des humeurs et les qualités du remède qui les corrige. Les humeurs ont perdu leur état normal parce qu'elles ont en excès tel ou tel principe; elles reprennent leur équilibre de composition si le remède est privé de ce principe, et s'il en diminue les proportions dans l'organisme, en ne le renouvelant pas. La médecine serait une science facile, com-

(1) *Die Rationalität*, etc.

parativement aux difficultés qu'elle présente déjà, si tout le problème consistait à augmenter ou à diminuer dans les humeurs, des éléments dont la chimie mettrait en lumière le défaut ou la prépondérance. Encore faudrait-il voir clair dans la composition des liquides organiques, ce qui n'est pas sans difficulté. Mais quels que soient les rapports qui lient la cause théorique aux effets observés, la maladie et le remède, tels que s'en rend compte la médecine allemande, toujours est-il que, comme tous les agents rationnellement prescrits, le petit-lait rend des services importants, le petit-lait guérit. Mais, nous ne devons pas seulement nous contenter de la part faite à la pratique. C'est un tort que de rejeter absolument la théorie, pour peu qu'on ait des doutes sur sa valeur. Si l'on n'y trouve pas une explication juste des faits et des phénomènes qu'on observe, il peut s'y trouver des indications touchant des vérités qui restent à découvrir; puis, en écrivant l'histoire de la thérapeutique du petit-lait comme elle est comprise et telle qu'elle a été créée en Allemagne, ce serait la mal faire que de ne pas tout dire, ou du moins tout ce qu'il convient de placer sous les yeux du lecteur, pour la complète connaissance du sujet.

Le docteur Lersch établit d'après le docteur Beneke, auquel appartient, comme on sait, l'initiative de la théorie, que le sérum n'étant pas un produit azoté, puisqu'il est dépouillé de beurre et de caséum, il peut être considéré comme un moyen de cure diététique appliqué à un excès d'azote. Il faut absolument avoir recours à la chimie et la prendre pour point de départ de toutes les explications, suivant ce dernier auteur, car il n'y a pas de changement dans l'organisme qui ne soit déterminé par un changement dans l'état des humeurs. C'est difficile à contester sans doute; on peut même accorder que cela doit être, mais ce n'est pas moins difficile à prouver. On procède cependant, comme si la preuve était acquise. Dans certaines dyscrasies, dans la scrofulose et la tuberculose, il y aurait augmentation de l'albumine du sang, comme le montrent, dans l'une et dans l'autre, l'albuminurie temporaire observée chez les malades, et la présence en excès dans les urines, de composés azotés, notamment d'acide urique et d'oxalates. Malheureusement pour la théorie, le fait est vrai, mais, les explications ne s'accordent pas. « On rencontre, disent MM. les « docteurs Becquerel et Rodier (1), mais d'une ma-« nière tout à fait accidentelle, de l'albumine dans « les urines des tuberculeux ; elle y est alors en « petite quantité. »

Les maladies à excès d'azote ou de produits albuminuriques ne consisteraient pas seulement dans la scrofulose et la tuberculose, elles comprendraient d'autres états pathologiques qui, nous devons le

(1) *Traité de chimie pathologique appliquée à la médecine pratique*, p. 361. Paris, 1854.

dire, s'ils se confondent par la cause, se montrent profondément séparés par les effets ultérieurs. Ce seraient, avec les deux grandes dyscrasies, le rhumatisme, la goutte et les hémorrhoïdes. Pour la phthisie tuberculeuse, il y a des réserves à prendre, comme on le pense bien; maintenant nous nous bornerons à une seule. Quelle que soit l'influence du remède, quelque puissance qu'il possède pour empêcher le dépôt tuberculeux, il agit comme délayant, comme purgatif: c'est sa propriété générale. Donné pendant l'hecticité et lorsque la diarrhée s'est déjà montrée, ou que son invasion est à craindre, il ne ferait qu'aggraver les symptômes et pousser à un dénoûment fatal. — D'autre part, de telles assimilations sont bien faites pour étonner. Pourquoi renfermer dans le même groupe la tuberculose et la goutte? Pourquoi réunir par des analogies ce qui paraît séparé surtout par les contrastes? Dans la goutte, l'effort pathologique se produit de dedans en dehors; c'est en quelque sorte une crise heureuse. Dans la tuberculose, le dépôt s'opère au cœur même de l'organisme; l'effet devient cause à son tour des phénomènes successifs qu'on pourrait appeler la crise malheureuse. Dans la goutte, il est vrai, les acides dominent, l'azote joue un grand rôle, car c'est par son accumulation, si l'on peut ainsi dire, au sein de l'économie que la maladie prend existence. Il est difficile de rattacher la formation des tubercules à la même origine.

Ainsi, dans cette classification des maladies par excès d'azote, c'est à la goutte qu'appartiendrait la place qui a été donnée, du moins en apparence, à la phthisie.

Sans sortir de la théorie, mais en la développant par l'explication des conséquences de la première cause des désordres, l'excès d'azote dans le sang et les autres humeurs, les auteurs (1) forment un second cadre pour une seconde catégorie de maladies du ressort de la même cure. Ce moyen médical est utile, dit le docteur Lersch (2), lorsque l'alcali du sang tend à se porter sur les cellules adipeuses, pour y constituer des formations nouvelles ou fournir à leur accroissement. Le docteur Beneke motive ce transport de l'alcali, en montrant qu'il prend de la prépondérance dans la composition des humeurs. Lorsqu'il y a dans la masse du sang, dit-il (3), augmentation d'azote soit à l'état libre, soit à l'état de combinaison, il s'y passe d'autres changements ; les proportions de phosphate de chaux et celles du fer s'abaissent, tandis que les proportions des bases alcalines s'élèvent : de là un surcroît d'un principe dont l'excès, en se transportant dans les diverses régions de l'économie, doit servir de cause à un phénomène de l'ordre anormal ou pathologique. Voici maintenant les maladies qu'on peut grouper

(1) Beneke et Lersch.

(2) *Einleitung, etc.*, loc. cit.

(3) *Die Rationalität*, etc., p. 49.

sous cette explication. D'abord, la polysarcie, puis successivement les congestions sanguines du foie qui en épaississent la substance, quelques-unes des transformations que subit cet organe et qui en modifient la texture, les catarrhes pulmonaires à excrétion abondante et entretenus par des épaississements sous-muqueux, les affections cutanées humides, les ulcérations du même système, et les caries osseuses qui s'entretiennent par un mouvement fluxionnaire difficile à suspendre; les états pathologiques enfin, qui se rattachent aux précédents, par analogie de nature et de forme.

On comprend difficilement que le transport dans l'organisme, de l'alcali en excès, puisse être considéré avec raison, comme la cause principale sinon la cause unique de ces diverses maladies. Avec notre médecine qui, malgré ses tentatives de rénovation, tient encore par tant de liens au système de la localisation, dont les triomphes datent d'hier, nous devons être surpris de ces interprétations tirées du plus pur humorisme. En Allemagne, moins que partout ailleurs, on a mis en oubli les traditions anciennes; on les a rajeunies par la chimie. De telles idées méritent quelque attention, lorsqu'elles reçoivent de la science moderne ce cachet de précision qu'elle seule peut donner. Ce n'est pas à dire pour cela qu'il n'y ait pas quelque chose d'étrange et même qui répugne à la logique, dans les assimilations rapportées plus haut; mais si la théorie s'égare, l'observation ne fait pas fausse route. Il reste acquis, d'après les faits recueillis par la médecine allemande, que le petit-lait exerce une action favorable sur le groupe de maladies comprises dans la seconde catégorie.

Là ne se borne pas la sphère d'influence de la médication séro-lactée; elle est prescrite contre les névralgies et les névropathies des tempéraments faibles et irritables. Le docteur Schreger la recommande en effet, contre les crampes (*Krämpfe*), états pathologiques qui accompagnent les névropathies et en forment l'aggravation. Mais, les névroses les plus graves, les plus réfractaires aux efforts de la médecine, seraient encore du ressort de ce moyen médical. Le docteur Lersch, en effet, préconise le petit-lait contre l'hypochondrie et l'hystérie. Cela se comprend jusqu'à un certain point pour la première : elle tient un peu, comme son nom l'indique, à l'état des organes gastro-spléniques, et puisque le petit-lait est dérivatif et fondant par ses qualités laxatives, il dégage des organes qui ont quelque influence sur le développement de cette affection. Mais l'hystérie, par quel côté peut-elle recevoir de favorables influences de la cure de petit-lait? Le docteur Mojsisovicz écrit que la médication séro-lactée produit de bons effets dans les maladies des organes reproducteurs. L'indication manque essentiellement de précision. Que d'états pathologiques différents ont pour siége, ce système d'organes! Cependant, puisque le même auteur ajoute, pour fixer sans doute les incertitudes du lecteur, que le petit-lait améliore la composition du sang et fournit des éléments à la nutrition, il faut croire qu'il s'agit de cet écoulement vicieux dépendant d'une altération des humeurs, comme dans la scrofulose.

Ces affections, faibles ou graves, paraissent en dehors de la théorie; elles ne le sont pas. Les auteurs qui ont adopté les idées chimiques du docteur Beneke, les y rattachent de près ou de loin, et souvent sans trop d'efforts et sans s'éloigner d'une certaine vraisemblance. Les névropathies gastro-intestinales peuvent provenir d'une pléthore abdominale qui, comme le vice hémorrhoïdal, aurait pour origine une altération du sang. Chez les personnes faibles, épuisées, les globules manquent dans le fluide circulatoire; c'est la liqueur séro-albumineuse qui prédomine. Beaucoup d'affections nerveuses ne proviennent-elles pas de cette cause toute chimique? Enfin, l'hypochondrie et l'hystérie repoussent bien moins encore la cure de petit-lait, par le rôle que jouent, dans ces névroses, d'importants organes renfermés dans la cavité gastro-pelvienne. L'une et l'autre de ces maladies sont de nature assez grave pour leur accorder des développements; ceux-ci serviront à montrer que ce n'est pas par abus de théorie que l'Allemagne prescrit contre elles le traitement séro-lacté.

L'hypochondrie, affection mixte, à la fois cérébrale et abdominale, présente une prépondérance tantôt du côté du système nerveux, tantôt du côté spléno-intestinal. Quand l'état abdominal prédomine, c'est une affection de foie, la véritable hypochondrie des anciens, telle que ce vieux mot l'exprime, qui se montre avec ses phénomènes caractéristiques; c'est une névropathie ganglionnaire qui complique la situation avec une intensité plus ou moins grande. Quand c'est l'état cérébral, il serait contraire à la saine observation de circonscrire la maladie dans l'organe central de la vie nerveuse; il y a toujours une influence abdominale qui se mêle aux symptômes d'ordre différent; l'hypochondrie proprement dite se trouve constamment dans l'affection que les aliénistes contemporains s'obstinent à nommer lypémanie. Ce caractère, qui parfois se dessine avec force, et dans tous les cas ne manque jamais, sert d'indication pour le choix du remède. Les anciens disaient, et après eux les modernes, les Allemands surtout, ont répété, que la médication qui convient à l'hypochondrie, c'est celle qui s'inspire de la méthode fondante, résolutive, viscérale. L'un des praticiens qui ont le plus illustré la science de l'autre côté du Rhin, Hufeland (1), place aussi le petit-lait dans la série des agents qu'on emploie avec avantage dans

(1) *Manuel de médecine pratique*, traduit par L. Jourdan. Ed. de 1848, p. 208.

cette névrose. Ce moyen ne paraît pas, sans doute, en rapport avec une hypochondrie grave. On sait toutefois, qu'un effort faible mais soutenu, l'emporte, dans bien des maladies, pour le résultat final, sur un effort énergique mais passager. Dans l'hypochondrie surtout, où en général l'irritabilité est si vive, où le remède le mieux choisi peut éveiller de douloureuses susceptibilités et même de fâcheuses complications, ce qui convient le mieux, c'est une action modérée et persistante. Le petit-lait atteint complétement ce but.

Qu'on nous permette ici une excursion dans le domaine des eaux minérales. C'est un terme de comparaison pris parmi les remèdes anti-hypochondriaques les plus préconisés dans les diverses parties de l'Allemagne. On a peut-être déjà compris : il s'agit des eaux minérales de Carlsbad, en Bohême.

Pendant un séjour que je fis, en 1854, dans cette station balnéaire, je m'informai si cette renommée, qui y attirait chaque année tant d'hypochondriaques, était réellement justifiée par des faits. Pour obtenir des renseignements sérieux, je m'adressai à un professeur distingué de balnéographie, le docteur J. Seegen, qui y pratique la médecine (1). Il m'assura qu'il n'y avait rien d'exagéré dans cette

(1) Il est l'auteur d'un ouvrage récent sur les eaux minérales de l'Allemagne. Ce livre remarquable porte pour titre : *Compendium der allgemeinen und speciellen Heilquellenlehre*, Wien, 1858, 1 vol. in-8.

opinion favorable, que l'hypochondrie pouvait y guérir, comme il est permis de s'en assurer par l'observation, que rend toujours facile l'affluence des malades. En quoi consistent les qualités générales de ces eaux, ou par quelles propriétés spéciales sont-elles aptes à guérir l'hypochondrie? Les eaux de Carlsbad possèdent une grande puissance éliminatrice. Dès les premiers temps du traitement, il ne s'agit que d'un effet purgatif; mais dès que la tolérance intestinale est établie, un travail sérieux s'opère par la double voie de la peau et de l'appareil urinaire; c'est une sorte de lavage qui se produit de dedans au dehors, à travers la trame des tissus et des parenchymes. Ce traitement représente le remède violent, vigoureux, rendu plus violent encore par la durée du temps pendant lequel on l'applique.

On comprend l'énergie et l'efficacité de cet agent, quand l'appareil biliaire est le point de départ et le siége principal de l'affection. Mais, quand l'arbre cérébro-ganglionnaire est fortement intéressé, et malgré la complication abdominale, ce n'est pas le bien qui est obtenu, c'est, le plus souvent, le mal qui se développe avec violence. Dans son héroïsme, le remède dépasse le but, car il a fait éclater chez des malades, des attaques de manie aiguë. Telle est la différence entre les eaux de Carlsbad et le petit-lait, dans la cure de l'hypochondrie: là, la force, ici la modération; mais aussi, d'une part, un danger souvent menaçant, de l'autre une innocuité toujours rassurante. Ainsi on ne doit employer les eaux de Carlsbad, comme tout autre remède analogue, qu'exceptionnellement et avec précaution ; on peut employer le petit-lait toujours. *Murmur hypochondriacorum sero lactis mitescit*, dit Zacutus Lusitanus en se faisant l'interprète des opinions de l'antiquité. Le petit-lait, outre ses propriétés particulières, est, en effet, le meilleur des tempérants dans une maladie où la susceptibilité nerveuse forme comme la condition nécessaire des autres phénomènes.

Le petit-lait doit exercer et exerce réellement, suivant la croyance de la médecine allemande, une influence analogue sur l'hystérie. On a dit avec raison, de cette névrose, que c'est l'hypochondrie transformée par le sexe, l'hypochondrie de la femme. S'il existe entre elles un rapport aussi étroit, le remède qui agit favorablement sur l'une, doit produire les mêmes effets sur l'autre. Dans toutes les deux, on observe, d'ailleurs, un phénomène caractéristique qui, s'il ne s'y passe de la même manière, n'en est pas moins le signe d'une grave surexcitation nerveuse. Chez l'hypochondriaque, il se manifeste une succession d'états névropathiques qui ne permettent pas le calme et le repos, soit qu'ils se bornent aux organes digestifs, soit qu'ils intéressent particulièrement l'arbre cérébro-ganglionnaire. Chez l'hystérique, ces états névropathiques sont des crises, de violentes révoltes ; c'est la surexcitation accumulée qui éclate ou se dépense dans un temps plus ou moins court, tandis que, chez l'autre malade, c'est une sorte d'écoulement qui s'opère sans être coupé par des intermittences. Toujours les mêmes caractères, toujours le même système d'organes intéressé ; la différence ne gît que dans la forme des effets qui se manifestent : le même remède doit convenir dans les deux cas.

Le travail du docteur Mojsisovicz (1), plus spécial, plus étendu que celui du balnéographe d'Aix-la-Chapelle, qui ne forme d'ailleurs qu'un court chapitre de son œuvre, se montre plus indépendant des théories, et on pourrait même dire, moins allemand. Il expose, avec des idées et des formes plus françaises, l'ensemble des propriétés de la cure séro-lactée.

La vertu dominante (*Haupteinwirkung*) du petit-lait, dit le professeur de l'école de Vienne, se manifeste dans les maladies des organes de la reproduction. Nous avions déjà dit un mot de cette vertu spéciale du petit-lait. On pourrait même l'expliquer jusqu'à un certain point, en adoptant, dans une plus juste mesure, les idées théoriques du docteur Beneke. Mais, cette vertu paraît avoir été trop exaltée, puisqu'on la place au-dessus des propriétés les plus connues, les plus actives du même remède. Cela tient à la voie par laquelle s'opère le traite-

(1) *Ouv. cit.*

ment. A l'intérieur, le petit-lait améliore sans doute la composition du sang, ramène peu à peu à un état normal et finit même par supprimer les écoulements vicieux des organes reproducteurs, si la cause de ces sécrétions n'est pas spécifique. Toutefois, pour grandir ces effets, pour produire de ces résultats qui font attribuer au traitement séro-lacté une action d'une grande puissance, il faut le traitement par la voie cutanée. On sait la renommée qu'ont acquise, depuis quelque temps, les bains composés de petit-lait pur. Bien des maladies ou des états pathologiques y trouvent un remède salutaire. La question de ces bains est trop importante pour que nous ne la traitions pas avec détail lorsque nous aurons tout dit sur les effets du petit-lait pris à l'intérieur.

Une seconde propriété de cette liqueur organique, c'est d'être un précieux moyen d'action contre la tuberculose, à tel point, dit le docteur Mojsisovicz, dont je cite les expressions textuelles, que sa puissance va jusqu'au miracle (1). Il faut avoir été témoin d'effets bien surprenants pour ne pas craindre de s'exprimer ainsi. Les médecins ne sont guère habitués aux miracles dans le traitement de la phthisie pulmonaire. Quelques moyens nouveaux, les eaux sulfo-chlorurées de Bonnes, le sel marin, l'iode, exercent une salutaire influence dans certains cas ; ils ont même pour eux le témoignage ir-

(1) *Ouv. cit.*, p. 70.

récusable de guérisons bien constatées. Qu'il y a loin de là, à ces remèdes héroïques qui sauvent le malade d'une mort jugée certaine et frappent le médecin d'étonnement ! Que faut-il croire cependant des assertions des médecins allemands qui préconisent le petit-lait dans la phthisie et l'élèvent si haut dans la classe des médicaments employés dans cette cruelle affection? Dans quelle juste mesure doit s'arrêter la confiance dans l'emploi de cette médication spéciale? C'est ce que nous allons étudier.

Nous voici en présence de la question pour laquelle a été principalement écrit ce livre. En nous occupant des propriétés du petit-lait, comme de celles qu'on attribue au raisin, nous avons eu pour objet la phthisie pulmonaire avant toute autre maladie. Rien n'est en effet plus important que de s'occuper des moyens curatifs qu'on pourrait diriger contre elle. On sait que c'est le fléau des cités populeuses. A peu de distance du lieu que j'habite, à Vienne, en Autriche, c'est cette maladie qui fournit le plus gros contingent à la mortalité, lorsqu'elle n'est pas dominée par ces meurtrières épidémies de typhus qui frappent si fréquemment la capitale des bords du Danube.

Les faits ! voilà certainement la première question qu'il faut adresser à ceux qui préconisent les vertus d'un remède. Les faits ne tiennent pas une grande place dans les monographies écrites sur la matière. On y trouve, avec des théories plus ou moins ingénieuses et plus ou moins probables, des explications, des développements qui supposent non l'existence de quelques faits isolés, mais un assez grand nombre pour motiver des conclusions. Il y respire une sorte de foi fondée sur la longue habitude d'une expérience riche de résultats encourageants. Pourquoi ne pas croire, en effet, que derrière ces explications ou ces théories, il y a un cortége d'observations propre à porter la conviction dans les esprits ? Le docteur Lersch, dont l'ouvrage présente l'heureuse alliance d'une grande érudition et d'une sage critique, énumère avec confiance les cas dans lesquels le petit-lait agit avec efficacité, et ne paraît pas douter de sa favorable influence sur la phthisie. Le docteur Mojsisovicz, qui parle dans sa Monographie, avec enthousiasme, de l'action de ce remède dans la même affection, n'est pas un médecin dont la foi aurait été surprise par une pratique sans clairvoyance ; c'est un professeur avec charge dans le grand hôpital de Vienne, et qui certainement ne doit parler que de ce qu'il a vu. Un autre monographe, le docteur Beneke, met plus de mesure dans son opinion, mais il croit aussi à l'action bienfaisante du petit-lait dans la tuberculose commençante, ainsi que dans la scrofulose, tout en ajoutant, ce qui est d'un observateur sagace et d'un praticien prudent, que s'il convient dans beaucoup de cas, il ne saurait être applicable à tous (1). Pour

(1) *Rationalität*, etc., p. 49.

qui connaît enfin, les établissements nombreux où se fait cette cure, il est impossible de ne pas en tirer un argument en faveur du remède, en présence du concours toujours croissant des malades, et de l'empressement qu'ils mettent à recourir au même moyen, au retour de chaque saison. Les phthisiques de l'Allemagne, qui vont en général hiverner à Venise, suivent pendant l'été le régime du petit-lait; il est rare qu'ils n'en retirent pas des avantages. J'ai vu, pour ma part, un malade de la première période rapporter l'hiver dernier, dans cette ville des bords de l'Adriatique, après un pareil traitement, une amélioration notable sur l'état de l'année précédente. J'ai connu, enfin, une très-grande dame, avancée en âge, affectée d'un catarrhe chronique épuisant et qui menaçait d'une terminaison funeste par les progrès de l'étisie, dont la santé s'était entièrement rétablie et fortifiée, après une cure de petit-lait prolongée pendant deux mois. Voilà des faits qui ne concluent pas, il est vrai, aussi bien que nous l'aurions voulu; ils se fortifient tout au moins de témoignages qu'il serait difficile, ce nous semble, de ne pas prendre en considération.

Si les propriétés attribuées au petit-lait ne sont pas une illusion, il faut rappeler d'où elles proviennent. Le sérum garde les sels qui composent le lait, ou du moins il n'en perd par la coagulation qu'une faible partie. C'est en eux, que doit inévitablement résider la vertu thérapeutique, car hors des composés salins où serait l'activité et comment pourrait-on la comprendre? On sait déjà en quoi ils consistent, car nous n'avons rien laissé à dire là-dessus (1). Nous citerons l'analyse du lait de femme des docteurs Vernois et Becquerel pour ramener l'esprit du lecteur au souvenir de la constitution chimique des laits d'origine diverse. Le phosphate de chaux tient la tête, comme présentant les proportions les plus élevées; viennent après lui, par ordre successif, le chlorure de soude, le sulfate de soude, le carbonate de chaux, etc. Il se trouve ainsi, dans le petit-lait, précisément les mêmes sels auxquels l'expérience moderne attribue une action favorable sur la phthisie. Il contient du soufre et des sulfates, et on recommande l'emploi des eaux sulfureuses ; il porte en dissolution du chlorure sodique, et on met en pratique le traitement chloruré, institué par le docteur Amédée Latour. On y découvre un sel de phosphore à dose élevée, et naguère le docteur Churchill a proposé l'emploi des hypophosphites alcalins (2). Voilà des coïncidences qui ne sont pas sans signification. Elles ne jettent pas, il est vrai, une grande lumière sur les rapports de la maladie dans sa nature, avec le remède dans sa composition. En sera-t-il autrement, au

(1) Voyez le chapitre qui traite de la question chimique.

(2) *Institut de France*, séance du 21 juin 1858; un ouvrage spécial a été publié, portant pour titre : *De la cause immédiate et du traitement spécifique de la phthisie pulmonaire*, etc. Paris, 1858.

moyen d'investigations chimiques d'un autre ordre?

D'après le docteur Benecke, le sang subit de remarquables changements dans les tubercules; c'est là, qu'il faut étudier la cause de la maladie, là, qu'on doit trouver la rationalité du remède. Il s'agit toujours de l'azote, représenté surtout par l'albumine, dont les quantités s'élèveraient et se maintiendraient au-dessus des proportions normales. Par retard, par lenteur d'assimilation chez les phthisiques, l'oxygénation s'y fait mal et les métamorphoses alimentaires ne s'y produisent pas avec cette activité qui entretient l'équilibre des humeurs organiques. De cette première altération dans les conditions du sang, dépend l'abaissement des doses normales du fer et du phosphate de chaux, et l'élévation de celles des autres composés salins (1).

Tout dépendrait, du changement qui se produit dans les proportions de l'azote ou de l'albumine. Ce phénomène est-il d'accord avec les résultats acquis par la chimie? Les autres changements qui en sont la suite, ont-ils été confirmés également par l'analyse? Au lieu d'une augmentation dans l'albumine du sang, il se manifesterait au contraire, dans les commencements de la phthisie, une diminution de ce principe organique. L'état normal étant représenté par 80 grammes pour 1000 de sérum, l'état pathologique dont il est question, ne pré-

(1) Beneke, *ouv. cit.*; docteur Helfft, *Handbuch der Balneotherapie*; Berlin, 1855.

senterait que le chiffre de 71 (1). Les phosphates se trouvent également en contradiction avec la théorie ; ils ne baissent pas, ils montent, de 0,360 ils parviennent à 0,493 (2). Le seul changement qui soit en accord avec les résultats du docteur Beneke, c'est celui de la dose du fer ; elle diminue réellement. Le fer, c'est l'hématosine, et puisque les globules qui renferment seuls l'oxyde métallique diminuent réellement, il faut bien que ce dernier suive la même loi (3). Le chlorure sodique enfin, qui se fait remarquer par une fixité dans le sang plus régulière que les autres composés, subit également un abaissement assez marqué dans les proportions ordinaires (4). « Les recherches de « M. Mialhe, disent MM. Becquerel et Rodier (5), « ont confirmé complétement les nôtres et ont « démontré la diminution des proportions de chlo- « rure sodique dans les maladies en général. » L'ensemble de ces résultats est loin de se montrer favorable à la cause de la théorie.

Si nous poursuivons les recherches chimiques et

(1) Alf. Becquerel et Rodier, *Traité de chimie pathologique*, etc., p. 55 et 208. Paris, 1854.

(2) *Ibid.*, p. 67 et suiv.

(3) Andral et Gavarret, *Traité d'hématologie*.

(4) Voici comment s'exprime Liebig (*Nouvelles Lettres sur la chimie*, 34e lettre, p. 181 : « Le sel marin ne serait donc pas « pour le sang un principe accidentel, mais un principe con- « stant, et il s'y trouverait en proportion jusqu'à un certain « point invariable. »

(5) *Ouv. cit.*, p. 66.

que nous les portions sur le tubercule lui-même, ce dépôt créé par le sang et qui devient l'origine visible, appréciable des désordres qui constituent les phénomènes graves de la phthisie, nous trouverons peut-être des résultats intéressants. D'après Thenard, le chlorure sodique est représenté par un cinquantième à peu près, dans la matière tuberculeuse ; d'après Reuss, de Berlin, le même sel y est contenu à dose relativement élevée, avec des phosphates de chaux et de soude, d'autres sels alcalins et l'oxyde de fer (1). D'où il résulte que le chlorure de soude, en diminution dans le sang, se reporte sur le tubercule ; d'où il suit encore que, malgré l'augmentation des phosphates, ceux-ci n'entrent pas moins, en partie notable, dans la composition du produit déposé dans la substance même du poumon. Ainsi, dans le premier cas, déplacement de la matière ; ce que le sang perd, le produit pathologique le gagne. Dans le second, excès de sels dans le liquide circulatoire et abandon du trop plein au foyer de la tuberculisation. En ce qui concerne les phosphates alcalins, on aurait donc le droit de s'étonner que le docteur Churchill les ait préconisés, comme un remède salutaire contre la phthisie. Ajouter à un élément, lorsqu'il se trouve déjà en excès, ce qui constitue un véritable état morbide, n'est-ce pas fournir au mal de nouvelles forces, loin

(1) Becquerel et Rodier, *ouv. cit.*, p. 578.

d'affaiblir sa gravité? Le professeur Piorry vient tout récemment de donner son suffrage à ce système de traitement. D'après lui, les phosphates calcaires peuvent avoir de l'avantage pour augmenter la tendance des tubercules à devenir crétacés et inoffensifs (1). S'il a constaté ce résultat, s'il a réellement lié l'effet à la cause, le docteur Churchill ne se serait pas trompé. Abordons maintenant, l'importante question du chlorure sodique.

Dans sa remarquable trente-quatrième lettre, l'éminent chimiste de Giessen dit qu'il n'est pas aisé de définir le rôle du sel marin dans l'économie, comme celui par exemple de l'acide phosphorique et de ses bases. Les sels de phosphore sont les matériaux de constitution du corps. Où trouve-t-on le chlore? Ce n'est ni dans les muscles ni dans les os. Ce sel doit être l'intermédiaire de certaines fonctions générales; c'est très-probablement le mobile, le médiateur de certaines actions organiques. Il ne produit pas la chair, comme nous le savons déjà, mais il neutralise les conditions défavorables à sa composition normale. Telles sont les idées de Liebig, idées qu'on ne saurait trop faire connaître et que nous venons de reproduire servilement. Ainsi, le sel a un grand rôle à remplir dans l'économie; s'il ne fait pas la plasticité, il la

(1) Séance de l'Académie de médecine, du 25 octobre 1859; lecture d'un mémoire sur la *curabilité et le traitement de la phthisie pulmonaire et des tubercules.*

domine de toute l'influence qui donne à cette propriété vitale les qualités qu'elle doit avoir pour la bonne composition des organes et des muscles qui constituent le corps. Le sang est de la chair coulante, a-t-on dit, et avec tant de raison. Sans le sel, ce serait encore de la chair à l'état liquide, mais non cette bonne chair nécessaire à la santé et à la vigueur. Puisque ce composé est le principe qui maintient l'état chimique du sang, l'abaissement de ses doses doit y porter le trouble; et il doit en résulter nécessairement une aberration profonde dans cette force plastique qui alimente et renouvelle les parties solides de l'économie. De là, des créations, des dépôts de constitution organique ou inorganique, qui se développent dans les divers systèmes, en dehors des lois de la vie; de là le tubercule. Il est vrai, comme l'ont montré des chimistes cités précédemment (1), que la diminution du sel marin dans le sang ne se constate pas seulement dans la phthisie pulmonaire : on l'observe dans d'autres maladies. Si les changements qu'il subit dans ses proportions, précèdent les premiers désordres au lieu de les suivre, il faut croire qu'ils ont une influence directe sur le développement de cette affection; et, en médecine, une même cause peut produire des effets différents.

Voilà donc deux théories en présence, et toutes

(1) MM. Mialhe, Becquerel et Rodier.

les deux d'origine allemande. L'une se fonde sur des données généralement adoptées; l'autre, sur des données moins à l'abri de toute discussion. Dans la théorie de Liebig, il n'y a pas de doute à opposer aux idées qu'il émet sur le rôle du sel dans l'organisme; il parle avec des faits incontestables en main. Dans celle du docteur Beneke, tout s'enchaîne, il est vrai, les données premières avec les conséquences; mais, est-il bien constaté qu'il y ait excès de principes azotés dans le sang, au début de la phthisie pulmonaire? que ce phénomène, s'il est réel, soit moins une coïncidence que la cause elle-même de l'évolution du tubercule? On peut admettre que, dans cette maladie, la transformation des éléments réparateurs s'opère lentement, et qu'il en résulte une sorte d'encombrement des produits destinés à l'assimilation. Peut-être n'est-il pas permis d'agrandir davantage le champ des explications ou des hypothèses. Liebig donne les faits chimiques, faits sérieux et acquis à la science, d'après lesquels on peut admettre une relation de cause à effet entre cet ordre de phénomènes et la dégénérescence tuberculeuse des poumons. Beneke compose une théorie de toutes pièces, à l'aide de faits qui ne manquent pas d'expériences contradictoires, et d'autres qui résultent des conditions créées par le caractère particulier de la maladie, lesquelles nuisent à la facile assimilation des matières azotées. Les deux théories, enfin, ont cela de commun qu'elles justifient l'emploi du remède dont elles entraînent l'indication. L'une conduit à la médication par le chlorure sodique, qui a donné en France et même en Allemagne des résultats satisfaisants ; l'autre préconise un traitement par un produit non azoté, par une diète analogue, comme on le verra plus loin, ensemble de moyens dont les effets curateurs sont passés, de l'autre côté du Rhin, à l'état de croyance populaire. Le traitement par le petit-lait se concilie avec celui par le sel marin ; leur alliance, qui est fondée sur la composition de la liqueur séro-lactée, doit augmenter les conditions de succès dans la phthisie pulmonaire.

Suivant nos habitudes françaises, qui nous font employer le lait à l'état pur contre la tuberculose, et dans ce cas, le lait d'ânesse est choisi comme véhicule dans le traitement par le chlorure sodique, on donne de l'azote. La caséine est le seul élément du lait qui en contienne, mais il en porte une assez notable proportion. D'après les idées allemandes, le petit-lait, qui est entièrement dépouillé d'azote, se trouve réduit à ses éléments salins. A côté de ses propriétés négatives, il faut donc admettre des propriétés positives. Comme un alcali végétal qu'on sépare des matières inertes, réfractaires ou antagonistes avec lesquelles il est uni, de même le sérum et les sels sont séparés pour former un médicament distinct. A l'état de lait pur, la partie active est diminuée de puissance ; à l'état de séparation, elle la possède tout entière. Dans cette condition, on lui attribue une action double : parce qu'elle est privée d'azote, elle agirait comme moyen diététique; parce qu'elle porte des sels en dissolution, elle agirait comme moyen curatif. C'est ainsi que le comprennent les médecins allemands qui ont traité cette question, et voilà pourquoi ils nomment le petit-lait un moyen de cure diététique. Ils attribuent si bien les qualités de cette liqueur aux sels qu'elle contient, qu'ils la considèrent, il n'est pas inutile de le répéter, comme une eau minérale et une eau minérale bien supérieure en activité à celles qui sourdent à la surface du sol, parce qu'elle est d'origine organique. Plus en rapport avec l'être vivant, elle est plus assimilable; elle s'attaque plus promptement et avec une efficacité plus grande aux maladies contre lesquelles on la prescrit.

On a été plus loin encore; ainsi que les eaux minérales de même ordre, dont les unes méritent la préférence sur les autres, le choix du petit-lait n'est pas indifférent, comme origine, pour combattre la tuberculose. On a expérimenté, on a constaté que le petit-lait de brebis était le remède efficace contre la phthisie. Si on donne parfois à sa place le petit-lait de chèvre, c'est moins pour faire une concession au goût du malade que parce qu'on n'a pas celui dont on devrait uniquement se servir. Il est admis en Allemagne, que le vrai remède, c'est lepetit-lait de brebis. Cette sorte de spécificité, qui ne fait pas de doute de l'autre côté du Rhin, échappe à toute explication. On constate seulement que le petit lait de cette espèce doit être le plus actif entre tous les autres, parce que c'est celui qui contient, comme on l'a vu plus haut, le plus de composés salins.

Nous avons déjà fait remarquer que les sels en dissolution dans la liqueur séro-lactée, sont précisément identiques ou analogues à ceux qui font la base des divers traitements en usage contre la phthisie. Ce n'est pas exagérer que de tirer de cette coïncidence, un argument en faveur des propriétés anti-tuberculeuses du petit-lait. En alliance avec ces divers composés, cette liqueur n'est pas seulement un véhicule mieux approprié que ceux qui sont généralement en usage, mais un médicament qui se fortifie des propriétés qu'il prend à d'autres, et surtout qui les fortifie de celles qu'il est apte à leur communiquer. On conviendra que, si cela n'est pas de la vaine théorie, le médecin a dans sa main un puissant instrument qu'il peut assouplir à son gré au service du but qu'il se propose d'atteindre. Ainsi, s'agit-il de traiter par le sel sodique? Il y en a dans le petit-lait; et l'augmentation de ses proportions ordinaires par une addition de sel marin ne pourrait qu'être utile dans la phthisie de nature scrofuleuse. Voudrait-on procéder par les sels de phosphore, malgré l'échec subi en Allemagne comme en France (1), et pour entrer dans les vues du docteur Piorry, à cet égard ? Il s'en trouve dans cette liqueur organique; et si on croit que l'addition d'un phosphate salin peut arrêter l'action désorganisatrice du tubercule, pourquoi ne pas l'administrer? Si l'iode est employé fréquemment contre la phthisie, on n'en retire pas, cependant, du petit-lait; mais le chlorure sodique est apte, jusqu'à un certain point, à le représenter dans ses effets. Les sulfureux enfin, qui agissent avec une grande puissance comme résolutifs et pour combattre l'irritation du système respiratoire, sont contenus à l'état de sel, dans la liqueur séro-lactée. Toutes les fois que de telles conditions se présentent, qu'on a à traiter des malades chez qui la susceptibilité est vive, l'irritation considérable, l'hémoptysie imminente ou fréquente, pourquoi ne les emploierait-on pas en mélange avec le petit-lait, et pourquoi n'en retirerait-on pas de précieux avantages?

Ce qui précède n'empêche pas que nous ne recommandions le remède tel qu'il est, tel que la nature

(1) Dans le grand hôpital de Vienne, il en a été de même que dans les hôpitaux de Paris; les expériences ont donné des résultats négatifs. Celles qui ont été faites en Autriche sont consignées dans une publication annuelle qui manque en France; elle est intitulée : *Aerztlicher Bericht, aus dem K. K. allgemeinen Krankenhause zu Wien, Civiljahre* 1858; c'est-à-dire, *Rapport médical sur l'hôpital général de Vienne* pour l'année 1858. Rien n'y manque ni sur les méthodes, ni sur les résultats de ce qui peut intéresser et instruire le médecin.

le donne, lorsqu'on a séparé du lait les substances grasses et azotées. Comme le dit le docteur Beneke, il n'agit pas dans tous les cas, et surtout dans la phthisie héréditaire. Il n'y a pas de médicament connu qui ait assez de puissance pour changer à ce point les conditions en quelque sorte fatales de l'organisation ; il exerce principalement une action favorable et produit même de remarquables résultats, lorsque la cause de la tuberculisation gît dans ces influences physiques ou morales qui altèrent profondément la vitalité, dans la puberté comme dans l'âge mûr. Ce n'est pas sans utilité qu'on le prescrit dans les phthisies, qui sont comme une évolution d'une scrofulose datant des premières années de l'enfance. Nous rentrons ici dans les cas des maladies héréditaires, et les résultats complets, qu'on peut appeler des guérisons, sont aussi rares à signaler que difficiles à obtenir. Malgré tous les services que peut rendre le petit-lait, employé dans la phthisie pulmonaire, il ne faut pas oublier que si ce remède a de l'efficacité, la tuberculose est une de ces maladies qui, une fois en marche bien réglée, ne s'arrêtent devant aucun obstacle jusqu'à ce but suprême qui est le dernier moment. Il faut commencer le traitement dès le début des symptômes. Si on laisse s'écouler le temps en tentatives diverses, en essais multipliés, si on s'endort soi-même en endormant le malade dans une sécurité trompeuse, on aura beau se presser, l'occasion favorable est perdue.

C'est parce que la phthisie pulmonaire excite peut-être, plus qu'aucune autre des maladies qui affligent l'humanité, l'intérêt du médecin, que nous sommes heureux d'avoir montré qu'on emploie non loin de nous, contre elle, non pas un remède récemment découvert, mais un produit vulgaire, connu de tous, et auquel homme de l'art et population s'accordent à attribuer de nombreuses cures. Elle le mérite, cet intérêt tout exceptionnel, pour le mystère profond qui enveloppe sa nature et ses causes, malgré les opinions plus ou moins probables qui se sont fait jour jusqu'ici. Elle l'éveille dans les âmes, pour le terrible tribut que ce fléau lève en Europe, surtout dans les grands centres de population, et à cause des malades eux-mêmes, qui provoquent les meilleures sympathies du cœur. Il faut donc marcher à ce mystère sans découragement, jusqu'à ce que nous en ayons pénétré le sens. « Toute phthisie est curable, dit Hufeland (1)..... « Ne perdons jamais ni l'espérance ni le courage, et « faisons tout ce qui dépend de nous pour atteindre « ce but (celui de la guérison). » Aussi ai-je voulu essayer de faire un pas, comme tant d'autres, vers ce but, qui nous est montré par la main sûre d'un de nos vieux maîtres. Du reste, l'impulsion pousse dans cette direction. On connaît les tentatives heureuses qui ont mis dans nos mains des agents dont

(1) *Ouv. cit.*, p. 301.

la pratique retire tous les jours de grands services ; elles se continuent non sans succès.

La climatologie était très-négligée dans notre pays ; elle formait un chapitre sommaire de l'hygiène, qu'on lisait sans s'y arrêter, en se bornant à y prendre quelques idées générales, d'une portée médiocre et d'une stérile application. Aujourd'hui elle est devenue une science ; et, grâce à elle, on sait dans une certaine mesure à quoi s'en tenir sur l'influence de l'air et des lieux, dans le traitement de la phthisie. Qu'on nous permette de le dire ici, sans autre sentiment que celui d'avoir été quelque peu utile, ce n'est pas sans bonheur que nous nous souvenons de nous être engagé un des premiers dans cette voie, en contribuant de toutes nos forces à une œuvre qui chaque jour est dignement continuée (1). L'effort nouveau, auquel nous appelons les médecins de notre pays, n'a pas heureusement d'obstacles à vaincre ; il s'agit de tenter sur une maladie grave, l'essai d'un remède qui, en apparence, n'en est pas un, et qui est répandu autour de nous avec la profusion de l'aliment le plus essentiel à la vie. Peut-être sa vulgaire simplicité lui sera-t-elle d'abord un obstacle ; elle lui devra sa faveur, si l'expérience en confirme les bons effets. Alors, nous n'en doutons pas, le petit-lait obtiendra en France les patronages et la

(1) Docteur Ed. Carrière, *Le climat de l'Italie sous le rapport hygiénique et médical*. Paris, 1849.

popularité, qui en encouragent l'usage de l'autre côté du Rhin.

On a vu que le petit-lait était considéré comme un bon moyen thérapeutique contre la scrofulose et les formes pathologiques qui s'y rattachent ; mais on n'avait pas dit qu'il pût être donné avec succès contre le goître. Une circonstance inattendue, une occasion a fait naître en Allemagne, il y a peu d'années, la pensée qu'il avait peut-être la propriété de le guérir. Une personne qui portait un goître fit la cure de petit-lait pour une bronchite chronique ; à la fin du traitement, la bronchite fut guérie, et le goître disparut. L'expérience a été répétée depuis, il paraît qu'elle a donné des résultats favorables (1). Les tumeurs goîtreuses sont distribuées avec tant de profusion sur le sol de notre Europe, qu'il est aisé de vérifier ce qu'il y a de vrai, touchant les bons effets du petit-lait contre ces hideuses difformités du cou.

Les propriétés les plus connues de cette liqueur organique, celles qui sont en général admises sans contestation, consistent à modifier favorablement et même à guérir les affections du système spléno-gastrique, ou, en d'autres termes, la pléthore abdominale et les formes pathologiques qui dépendent de cette condition particulière de l'économie. Le docteur Lersch comprend dans l'une et l'autre des

(1) Communication du docteur Stadler de Wiener-Neustadt, en Autriche.

catégories, qui renferment, selon lui, les affections curables par le petit-lait (les affections par excès d'azote, les affections par transport de l'alcali dans les divers organes), il comprend celles qui se rattachent à l'état pathologique des viscères renfermés dans l'abdomen. Le professeur de l'école de Vienne (1) exprime également la favorable influence du sérum du lait dans ces diverses maladies, en disant que ce moyen médical augmente les sécrétions abdominales, et améliore les humeurs pathologiques. Cette phrase laisse voir, en effet, l'action dérivative et bienfaisante que le remède produit sur le tube intestinal, et les bons effets qui résultent de son emploi dans quelques affections spléniques, dans les écoulements hémorrhoïdaires, dans quelques formes de la diarrhée, dans les hydropisies, et dans les sécrétions vésicales et vaginales. Le docteur Beneke fait le tableau suivant des maladies qui ont la pléthore abdominale pour origine, et ne résistent pas, suivant les monographies, à l'influence de la médication séro-lactée (2).

Ces phénomènes pathologiques consistent dans cet état pléthorique des viscères qui se fait remarquer par une gêne marquée dans la région des fausses côtes, par l'affaissement, le défaut d'énergie, la difficulté de travail, signes de l'embarras de la circulation ; dans l'hypochondrie qui a pour carac-

(1) Le docteur Mojsisovicz.

(2) *Rationalität*, etc., p. 60.

tère la difficulté de digestion avec toutes les complications qu'elle entraîne; dans l'hyperhémie de la région du bas-ventre qui se manifeste par le flux hémorrhoïdal et par une gêne plus ou moins douloureuse dans l'excrétion urinaire; dans cet état pathologique qui a pour symptômes la suspension chronique des fonctions de la peau, la permanence du froid aux extrémités, signes qui dévoilent la concentration du sang, la turgescence des vaisseaux veineux ou artériels de l'appareil digestif. Dans ces diverses conditions qui sont la maladie ou la préparent, le système nerveux est toujours en souffrance. On n'ignore pas, en effet, combien le moral est affecté par les maladies qui occupent la région comprise entre le diaphragme et la cavité du bassin. On doit, dit toujours le même auteur, que nous paraphrasons ici, continuer la cure de petit-lait jusqu'à ce que la sensibilité se soit relevée de son affaissement et qu'une énergie renouvelée ait mis un terme à l'état physique et moral qui caractérise généralement la pléthore abdominale.

Cependant, les désordres qui proviennent de cet état pathologique ne se bornent pas à des symptômes généraux; il y a de graves phénomènes locaux qu'il faut faire disparaître. Pour ne parler que des hydropisies qui, ne provenant pas d'une lésion du cœur, peuvent résulter directement d'une suppression des fonctions de la peau, condition qui compte dans celles qui viennent d'être énumérées, il ne s'agit pas seulement de relever le ton général abaissé par cette concentration pléthorique, il faut résoudre, il faut écouler l'épanchement. L'hydropisie rentre de la manière la plus directe dans la catégorie des maladies par excès d'azote. Dans la sérosité des hydropisies, il y a de l'albumine et on sait ce que contient ce principe organique. Pour ne pas avoir recours aux interprétations tirées des écrits allemands, nous nous bornerons à citer, à cette occasion, un travail récent de la presse française (1); on verra ce qu'on peut attendre du remède dont nous analysons les effets. Après avoir parlé de la gravité de la maladie qui après deux ponctions ne donnait pas d'espoir, tant l'amaigrissement, l'anémie, la suffocation faisaient des progrès rapides, l'auteur, M. le docteur Chairon, prescrit, en désespoir de cause, l'alimentation exclusivement lactée; les Allemands appellent cela la cure diététique par le lait. La malade retirée à la campagne commença par boire deux litres de lait froid par jour, puis trois, quatre et enfin jusqu'à six. Si le remède avait été donné sous forme de petit-lait, les résultats auraient été probablement les mêmes et certainement plus rapides avec une bien moindre quantité. Enfin, après un traitement

(1) *Mémoire sur un cas d'hydropisie ascite, consécutive à une endocardite chronique; deux ponctions; guérison par la diète lactée*, par le docteur Chairon, ancien interne des hôpitaux de Paris. *Union médicale*, année 1859, n° 132.

continué pendant trois mois, il survint une guérison assez complète pour faire écrire à l'auteur que la malade avait repris la vigueur, la santé et l'agilité de la jeunesse. L'auteur termine le détail de cette observation par les remarques suivantes qui méritent d'être reproduites :

« Dans l'observation que nous venons de rapporter, dit l'auteur, la guérison est bien évidemment « due à l'usage exclusif du lait, tant comme aliment « que comme médicament. Le moyen du reste n'est « pas nouveau (l'auteur a bien raison) ; il a été employé par nous en désespoir de cause. Nous considérions la malade comme perdue, et c'est ce qui « nous a décidé à tenter une médication tellement « irrationnelle (il valait mieux dire tellement hors « de nos idées et de nos habitudes). Si un fait isolé « ne constitue pas une loi dans la science, continue-t-il, du moins on doit en tenir compte. L'observation que nous publions vient corroborer les assertions énoncées par M. Chrétien, de Montpellier, « M. Serres, d'Alais, M. le professeur Guisier, etc. « Nous souhaitons que d'autres expérimentateurs « viennent apporter la sanction de leur pratique « sur la valeur d'un moyen bien facile à employer « et qui, dans des cas donnés, peut combattre une « affection aussi terrible que l'hydropisie ascite. « Du reste, le domaine de l'expérimentation peut « s'étendre ; il est possible que ce moyen utile pour « combattre l'ascite, ne soit pas inutile devant d'au-

« tres hydropisies (péricardite, pleurésie, kystes « séreux de l'ovaire). C'est à une expérimentation « ultérieure à décider, et ne pouvant, dans notre « clientèle tenter dans autant de cas particuliers, « nous désirons voir les médecins tenter un moyen « si simple et susceptible de donner d'aussi beaux « succès. » Ces réflexions parlent assez d'elles-mêmes, seulement il ne s'agit pas ici d'un fait isolé; les assertions des médecins cités par le docteur Chairon s'appuient aussi sur des faits comme les opinions des médecins de l'antiquité, comme celles des médecins allemands jusqu'à Hoffmann et Hufeland et jusqu'à nos jours. L'auteur a obtenu un résultat éclatant avec un moyen médical simple, après avoir employé les moyens les plus énergiques. Dans leurs tentatives souvent répétées, depuis que le lait est considéré comme pouvant servir de remède, d'autres n'ont pas été moins heureux; mais on comprend sans doute, sans nous voir obligé de reprendre ici une discussion, que ce n'est pas le caséum, que ce n'est pas le beurre, parties grasses, azotées et alimentaires, qui ont produit d'aussi remarquables effets sur l'hydropisie. On ne peut en attribuer la guérison qu'à la portion réellement virtuelle du lait.

Il est inutile d'étendre plus loin ces considérations, il n'est plus possible de révoquer en doute l'influence curative du petit-lait sur la pléthore abdominale de diverses formes et les maladies qui s'y rattachent, sur les hydropisies de nature rhumatismale et même sur celles qui ont pour origine des lésions dans les organes les plus importants de la vie. Ces idées, surtout celles des effets curatifs du petit-lait dans la pléthore, ont existé de tout temps; il serait difficile de leur assigner une origine. Toutefois, à mesure que le champ de la thérapeutique a été agrandi, on a laissé les médicaments simples et d'usage commun pour les médicaments composés. L'Allemagne seule qui, si elle a du penchant pour les théories, ne fait pas aisément le sacrifice de la tradition, l'Allemagne seule a conservé ses croyances effacées ou altérées dans la mémoire des médecins des autres pays. Depuis moins d'un siècle, elle a fait mieux, elle a assimilé le petit-lait aux eaux minérales. Elle a créé pour ces fontaines intarissables d'une eau minérale organique des établissements nombreux où se pressent des malades et où l'on trouve la guérison. Entre les mains des médecins allemands, l'ancienne pratique est devenue une nouveauté : *Inventa nova, antiqua,* comme dit Leibnitz.

Nous avons dit précédemment, à propos du traitement de la tuberculose, qu'il n'était pas indifférent de choisir pour la cure, telle ou telle autre espèce de petit-lait. Le spécifique, suivant l'opinion des médecins qui ont fait des expériences comparatives, c'est le petit-lait de brebis ; c'est à son défaut qu'on se contente de petit-lait de chèvre.

Pour la pléthore abdominale, il ne faut employer aussi qu'une espèce particulière de cette liqueur organique, celle qui convient le mieux au but qu'on veut remplir, c'est-à-dire relâcher et dissoudre. Le petit-lait le plus apéritif, c'est celui de vache.

Nous avons atteint une autre forme de cure, la cure par l'usage externe du petit-lait, par les bains, dont l'emploi est très-recherché dans quelques stations de la Suisse et dans les établissements les mieux pourvus du vaste continent compris entre le Rhin et les Carpathes. Si ce n'était qu'une sorte de cosmétique, un moyen d'entretenir la fraîcheur et la souplesse de la peau, il n'y aurait pas à en parler, ou du moins il n'y aurait pas d'inconvénient à n'en parler qu'en peu de lignes. Le remède est d'un ordre plus sérieux. Il constitue réellement un instrument médical d'une grande puissance. La pratique lui doit trop pour ne pas en encourager l'emploi dans les établissements où l'on n'est pas dépourvu de matière première.

Sous la forme balnéaire, dit le docteur Mojsisovicz (1), le petit-lait produit d'excellents résultats. Les femmes qui ont été épuisées par des pertes de sang ou de nombreuses parturitions voient, dans un court espace de temps, revenir leurs forces et reparaître leur fraîcheur. Les nouveau-nés faibles ou rachitiques se transforment rapidement sous cette

(1) *Ouv. cit.*, p. 73.

influence éminemment fortifiante. Les personnes épuisées par toutes les causes qu'engendrent la civilisation moderne et l'habitation des grandes villes y reprennent leurs forces perdues ; les convalescents de maladies graves y puisent une énergie croissante, sans y contracter ce qu'il y a fréquemment à craindre pour eux, une trop vive excitation ; les personnes affectées de troubles nerveux et de maladies plus ou moins graves de la sensibilité peuvent s'y rétablir aussi, si leur état pathologique est lié à une faiblesse générale ou à la chlorose. Dans les palpitations de cœur, les bains de petit-lait ont la propriété de ramener l'équilibre ; ils sont un moyen d'ordre. D'après le docteur Niepce, médecin très-honorablement connu dans le public médical français, le pouls se déprimerait sous l'influence des bains séro-lactés (1) ; selon d'autres, il se relèverait, puisque les qualités du remède sont hypersthénisantes. Tous peuvent avoir raison. Dans l'hyposthénie, la circulation est quelquefois accélérée par surexcitation nerveuse, quelquefois très-faible et très-lente, comme dans toutes les maladies, par défaut d'action. Si les bains de petit-lait sont un moyen d'ordre dans l'organisme, comme nous venons de le dire, ils produisent un abaissement du pouls dans le premier cas, tandis qu'ils le relèvent dans le second.

(1) Cité par Lersch qui donne les chiffres des pulsations, dans les changements produits par le traitement balnéaire.

On se sert, en général, de petits-laits de toutes les origines pour le traitement balnéaire; mais, celui de brebis mérite la préférence sur les autres, à cause de sa richesse relative en composés salins. On comprend que peu de lieux de cure soient pourvus d'un établissement de ce genre. Quelle masse de lait représente déjà l'étoffe d'un bain ! Toutefois, bien des stations de la Suisse en sont dotées. Cet avantage est moins commun dans les diverses régions de l'Allemagne. Il se retrouve dans les conditions les plus complètes et les plus favorables sur le flanc occidental de cette belle chaîne de montagnes qui borde le continent allemand, à l'est, dans les Carpathes, où le petit-lait est parfaitement préparé, et où on est assuré de prendre des bains purs de tout mélange qui pourrait en altérer l'efficacité.

Il ne nous reste qu'à résumer les questions de thérapeutique séro-lactée qui viennent d'être traitées dans la partie de ce travail consacrée à l'étude ou à l'exposition des effets du petit-lait dans les maladies; nous les grouperons sous trois points :

1° Le petit-lait, pur ou modifié, peut rendre de grands services dans la phthisie commençante : c'est surtout alors qu'il faut l'employer. L'espèce de phthisie à laquelle ce traitement convient le mieux, c'est celle qui coexiste avec le lymphatisme ou la scrofulose. Le petit-lait est encore plus efficace dans la bronchite chronique ou les affections broncho-pulmonaires qui simulent l'état tuberculeux. Dans des maladies des organes respiratoires, c'est le petit-lait de brebis que l'on doit préférer à tous les autres ; ce n'est qu'à son défaut que le petit-lait de chèvre pourrait être employé.

2° La pléthore abdominale proprement dite, les engorgements du foie et même de la rate à la suite de fièvres intermittentes, la forme abdominale de l'hypochondrie, la gêne de la circulation veineuse dans les viscères, la constipation opiniâtre qui peut s'y rattacher, enfin les hémorrhoïdes sont curables à des degrés différents par le traitement séro-lacté. Il faut joindre à cette catégorie de maladies, la polysarcie ou l'obésité et quelques affections cutanées de nature scrofuleuse.

3° Les affections de nature hyposthénique chez les femmes, et chez les enfants la convalescence des maladies graves, les épuisements causés par les excès de la vie, les troubles nerveux entretenus par la faiblesse de toute l'économie, sont particulièrement du ressort du traitement balnéaire. Le petit-lait, donné sous cette forme et donné pur dans un lieu où l'atmosphère est pure elle-même et fréquemment renouvelée, ne cesse de produire chaque année, dans les lieux de cure, des résultats extrêmement remarquables.

CHAPITRE IV.

LES EAUX MINÉRALES CONSIDÉRÉES COMME AUXILIAIRES DU PETIT-LAIT.

Lorsqu'on visite les établissements d'eaux minérales qui couvrent l'Allemagne, on ne peut s'empêcher d'admirer avec quelle intelligence et quel goût tout est disposé pour le bien de la cure et les commodités des malades. Tout y est prévu; de vastes portiques ouvrant sur des jardins couverts d'ombre, protégent les buveurs contre les fraîcheurs du matin et les intempéries de la saison. Les stations de petit-lait ne sont pas moins agréablement partagées. Surtout rien n'y fait défaut pour les facilités du traitement. D'abord, chaque sorte de petit-lait s'y trouve à la disposition du consommateur et s'y conserve à une température convenable, pendant la plus grande partie de la journée. En second lieu, il n'y a pas de salle à boire qui ne possède sa collection d'eaux minérales recommandées en mélange avec la liqueur séro-lactée. Une telle organisation favorise le succès des cures. Lorsque le petit-lait n'est pas digéré, il emprunte un correctif à une de ces eaux minérales; lorsqu'il ne suffit pas à l'effet qu'on se propose, il reçoit d'une autre un concours dont on peut doser l'énergie. Ce n'est pas sans une certaine pratique de ces mélanges qu'on parvient à les assouplir à sa main et à les faire servir utilement au but qu'on veut atteindre. On possède, quand on l'a acquise, de précieux moyens d'action contre les maladies rebelles, et on obtient des résultats souvent inattendus. On peut dire que c'est à cette médication complexe que le petit-lait doit, en partie, la renommée que lui a faite l'Allemagne. On ne doit pas oublier, pourtant, que le petit-lait pur est le principal élément dans les lieux de cure, et qu'en général c'est sur lui seul que l'on compte et avec lui seul qu'on agit.

Les traitements sont rarement commencés, pour la plupart, avec le petit-lait pur de tout mélange. Bien des malades ne le supportent pas de prime saut. Afin d'éviter que la cure ne soit traversée par des accidents qui obligeraient à la suspendre, on a recours à une eau minérale qui facilite la tolérance gastrique ou intestinale. Au nombre des plus usitées, il y en a deux qui réunissent la préférence. Ce sont celles de Giesshübel, à 8 kilomètres de Carlsbad en Bohême, classées parmi les sources alcalino-acidules (1) et les eaux de Johannisbrunnen, situées dans

(1) Giesshübel (Alkalische Säuerlinge).

CLASSIFICATION DE J. SEEGEN; ANALYSE SUR UNE QUANTITÉ DE 16 ONCES.

Chlorure de potassium	grains.	0,260
Carbonate de soude		6,714
A reporter		6,974

le voisinage de Gleichenberg, en Styrie, et classées parmi les sources alcalino-chloro-sodo-acidules (1). Dans les premiers jours de la cure, le mélange est préparé à doses égales, un peu plus tard l'eau minérale n'en fait partie que pour un tiers, ensuite pour un quart, enfin on ne donne plus que le petit-lait pur. Il est rare qu'après ce temps de préparation, les

Report......	6,974
Carbonate de potasse..........................	0,796
— de magnésie.........	1,270
— de chaux..........................	1,870
— de lithine..........................	0,055
— de fer oxydulé..................	0,020
— de manganèse oxydulé........ .	0,003
— de strontiane.........	0,011
Sulfate de potasse..........................	0,246
Silice..................................	0,478
Somme........	11,723
Acide carbonique......... pouces cubiques.	21,952

(1) Le Johannisbrunnen (Alkalisch-muriatische-Säuerlinge).

ANALYSES D'APRÈS SCHROTTER, SUR UNE QUANTITÉ DE 16 ONCES.

Carbonate de soude.............. grains.	13,41826
— de chaux..........................	4,90798
— de magnésie..................	3,86612
— de fer oxydulé................	0,18586
Chlorure de potassium..................	0,07242
— de sodium....................	4,47582
Alumine..................................	0,23270
Silice..................................	0,36965
Somme........	27,52881
Acide carbonique....... pouces cubiques.	22,6661

Ces deux analyses sont tirées du livre du docteur Helfft de Berlin, déjà si souvent cité : *Handbuch der Balneotherapie.*

estomacs les plus délicats ne soient pas devenus dociles. En tout cas, il dépend du médecin qui dirige le traitement de raccourcir ou de prolonger cette période préliminaire.

Quand des malades en convalescence d'affections graves, comme la fièvre typhoïde, par exemple, des tempéraments épuisés, des femmes hystériques, des organisations affaiblies par la chlorose ou diminuées de force vitale par la scrofule, ont recours à la cure de petit-lait, ce qui leur convient le mieux, c'est certainement le traitement sous la forme balnéaire.

Les bains de petit-lait pur, nous l'avons déjà dit, ne se trouvent pas dans tous les établissements, par pénurie d'étoffe première ; il faut donc avoir recours, dans bien des cas, au traitement le plus usuel. Pris à l'intérieur, le petit-lait produit, dans ces divers états pathologiques, des effets remarquables. Il calme l'irritabilité du système nerveux, il nourrit sans fatigue digestive, il dispose favorablement l'appareil gastro-intestinal ; mais il ne relève pas rapidement les forces. Pour ne pas mettre à une longue épreuve l'attente du malade et ne pas prolonger une cure hors de ses limites ordinaires, on a recours, dans bien des cas, aux auxiliaires naturels de ce genre de traitement : aux eaux minérales. Celles qu'on choisit le plus fréquemment sont les eaux salino-ferro-acidules de Tatsmansdorf et de Scliazs, situées l'une et l'autre en Hongrie (1). Mais, à notre avis, il ne faudrait pas insister longtemps sur ces mélanges ou en continuer l'emploi jusqu'à la fin du traitement. Ils sont avantageux pour donner ce qu'on appelle vulgairement le coup de collier, une de ces secousses qui poussent rapidement le malade dans une voie d'amélioration marquée. Ils seraient nuisibles si on ne cessait de s'en servir une fois qu'ils ont fait leur œuvre. Il importe, on le sait déjà, de ne pas développer, par l'insistance d'une médication trop énergique, un état d'excitation qui forme un désordre réel et peut devenir un obstacle au succès définitif de la cure. L'avantage du petit-lait administré sans

(1) La source de Tatsmansdorf en Hongrie n'a pas d'analyse détaillée. D'après J. Seegen, elle contient, sur la livre de 16 onces, 30 grains de substances fixes dont 3 grains de sulfate de soude, 10 grains de carbonate de soude et 0,6 de carbonate de fer oxydulé; le reste n'est pas exprimé. On emploie l'eau de cette source dans l'anémie et dans les hémostases des organes du bas-ventre.

La Source de Seliazs employée est la source de Dorothée (*Dorotheenquelle*). En voici l'analyse d'après Wagner, sur la citation de Helfft (*Handbuch der Balneotherapie*, p. 351) :

Sulfate de soude.................. grains.	1,928
— de lithine	0,104
— de magnésie........................	2,626
— de chaux...........................	5,959
Chlorure de sodium....................	1,578
— de magnésium......................	0,445
Carbonate de magnésie..................	1,471
— de chaux.........................	2,811
— de fer oxydulé....................	0,334
Silice.....................................	0,146
Matière résineuse........................	0,101
SOMME.........	17,506
Acide carbonique......... pouces cubiques.	26,01

le concours d'un auxiliaire étranger, c'est d'agir doucement, sans éveiller le moindre trouble, propriété précieuse dans les maladies où le système nerveux est intéressé.

Il y a, en Allemagne, des eaux minérales d'une grande valeur pour combattre la pléthore abdominale et les maladies qui s'y rattachent : ce sont celles de Carlsbad, de Marienbad, en Bohême ; et de Friederichshall, dans la principauté de Meiningen. Nous avons déjà eu occasion de nous arrêter un moment sur les propriétés des eaux de Carlsbad ; c'est l'énergie par excellence. Lorsqu'un médecin manie cet instrument de guérison avec art, il peut obtenir, comme il y en a tant d'exemples, des cures merveilleuses. C'est l'eau minérale des dépurations profondes et radicales, et, dans bien des cas, le remède souverain des maladies chroniques du foie et de l'hypochondrie (1). Marienbad ne mérite pas

(1) Carlsbad a dix sources. Voici l'analyse de la plus importante, *le Sprudel*, d'après Berzelius, tirée de J. Seegen, 2e partie, p. 53 :

Sulfate de soude	grains.	19,33
Chlorure de sodium		7,97
Carbonate de soude		9,69
— de chaux		2,37
— de magnésie		1,36
— de fer oxydulé		0,02
Silice		0,57
Carbonate de strontiane		traces.
Phosphate de chaux		traces.
— d'alumine		traces.
	SOMME	41,92
Acide carbonique	pouces cubiques.	7,8

peut-être d'être classé si haut ; mais il combat avec succès la polysarcie, rappelle les menstrues ou les hémorrhoïdes supprimées et rétablit la règle dans les fonctions gastro-intestinales (1). Enfin Friedrichshall est une eau sulfo-magnésienne (*Bittersaltzwasser*), d'un usage fort répandu, et dont les vertus apéritives et résolutives ont une grande valeur (2). Ces eaux minérales, surtout les deux pre-

(1) Marienbad possède six sources; la plus usitée est le *Kreuzbrunnen;* voici son analyse d'après Kersten, tirée de J. Seegen, 2e partie, p. 43 :

Sulfate de soude.................. grains.	36,26
— de potasse........................	0,49
Chlorure de sodium........	11,16
Carbonate de soude	8,86
— de chaux......................	4,63
— de magnésie....................	3,56
— de strontiane..................	0,01
— de fer oxydulé................	0,34
Manganèse oxydulé	0,03
Phosphate basique d'alumine.............	0,05
— de chaux...............	0,01
Acide silicique..........................	0,67
SOMME........	66,07
Acide carbonique......... pouces cubiques.	14,05

(2) Analyse de l'eau minérale de *Friederichshall,* d'après Liebig, tirée de J. Seegen, 2e partie, p. 111 :

Sulfate de soude.................... grains.	46,51
— de potasse............	1,52
— de magnésie.......................	39,55
— de chaux..........................	10,34
Chlorure de sodium......................	61,10
— de magnésium................. .	30,25
Bromure de magnésium	0,37
Carbonate de chaux	0,11
A reporter......	190,25

mières, Carlsbad et Marienbad, sont douées de tant de puissance, que leurs eaux se substituent nécessairement au petit-lait ; elles éclipsent ses effets thérapeutiques ; elles l'abaissent au rang de véhicule ; mais, dans cette condition même, le sérum rend des services, il facilite l'action d'un remède souvent trop énergique pour des organes mal disposés ; il fait accepter une cure que, sans son intervention, assurément il faudrait interrompre et même abandonner. Sans le petit-lait, bien des buveurs ne pourraient supporter Marienbad et surtout Carlsbad, pendant le temps marqué pour le traitement. Mais, comme, en fin de compte, on peut changer les rapports des mélanges de l'eau minérale et du petit-lait, de manière à adapter le remède aux besoins ou aux exigences de l'organisme, on arrive à donner peu d'eau minérale et beaucoup de petit-lait, comme on arrive aussi à ne donner que le petit-lait pur en abandonnant entièrement l'emploi de l'eau minérale. Alors l'amélioration se produit sans secousse, le traitement se poursuit sans interruption. Si même la médication par l'eau minérale à dose prépondérante avait amené trop d'excitation, la cure, commencée sous

Report............grains.		190,25
Fer oxydulé..............................	traces.	
Silice....................................		
Alumine..................................		
Matière organique........................		
SOMME........		190,25
Acide carbonique...... ...pouces cubiques.		5,32

une forme nouvelle, l'aurait bientôt fait cesser. Ce sont là des détails qui tiennent, il est vrai, à des préceptes élémentaires ; pourtant, ne vaut-il pas mieux les dire que de les laisser à deviner ?

Les eaux minérales sulfureuses sont considérées en France comme de bons moyens d'action contre la phthisie pulmonaire ; elles sont encore plus en faveur outre Rhin contre cette maladie et les affections chroniques des bronches, du larynx, ainsi que contre l'asthme sans lésion du cœur. Celles qu'on préconise en Allemagne ne se réduisent pas à quelques sources, comme en France. Répandues avec une sorte de prodigalité sur le sol compris entre les Alpes et les Carpathes, le docteur Helfft, qui les a classées, dans sa *Balnéothérapie*, d'après leurs effets, et non d'après leur composition (1),

(1) Nous croyons qu'il n'est pas sans utilité d'énumérer ici les principales eaux minérales désignées dans l'ouvrage du docteur Helfft, pour leurs propriétés dans la tuberculose, etc.

Eilsen, principauté de Schaumbourg-Lippe.
Neundorf, Hesse.
Langenbrucken, grand-duché de Bade.
Boll, Wurtemberg.
Reutlingen, Wurtemberg.
Lubien, Galicie.
Aix-la-Chapelle, Prusse rhénane.
Warmbrunn, Silésie.
Schinznach, Suisse.
Baden, près Vienne, Autriche.
Kreuth, Bavière.
Ischl, dans le Salzkammergut.
Achselmanstein, près de Salzbourg.
Fachingen, Nassau.
Giesshübel, près de Carlsbad en Bohême.
Geilnau, Nassau.
Johannisbrunnen, Styrie.
Elopatal, Transylvanie.
Rodna, Transylvanie.
Kreuznach, Prusse rhénane.
Oeynhausen, Westphalie entre Minden et Herford.
Wipfeld, Bavière.
Landeck, Silésie.
Gleichenberg, Styrie.
Lippspringe, Westphalie.

consacre une grande partie de son œuvre à en signaler les propriétés. Une condition particulière, qui n'est pas sans importance en thérapeutique, et se remarque dans ce groupe de remèdes, c'est la constance d'association de deux sortes de composés salins : les sulfates alcalins et le chlorure sodique. Contre la scrofulose et les maladies chroniques du système respiratoire, ils ne vont jamais l'un sans l'autre ; seulement, leurs proportions changent suivant l'espèce. La prédominance des sulfates alcalins caractérise les eaux sulfureuses ; celle du chlorure sodique caractérise les eaux salées. Toujours est-il que l'efficacité ou la vertu spéciale de ces produits naturels semble résider principalement dans les deux sortes de sels dont la présence reste invariable. Pourquoi n'en serait-il pas ainsi, puisque le soufre, considéré à part et administré sous forme d'émanations gazeuses, agit favorablement sur la phthisie pulmonaire, et puisque le sel marin est aujourd'hui un des médicaments les plus en faveur contre la même maladie ? Réunis dans une eau minérale, quels effets n'est-il pas permis d'en espérer ! En thérapeutique, deux moyens d'action s'invigorisent par leur mélange ; ce n'est pas une addition qui s'opère, c'est une force qui se multiplie.

Ces eaux, minéralisées par le soufre et le sel marin, et déjà si actives par elles-mêmes, sont celles que l'Allemagne donne comme auxiliaires au petit-lait, qui lui-même est considéré comme doué d'une rare efficacité contre les mêmes maladies. Les auteurs, entre autres le docteur Helfft, accordent à la liqueur organique une supériorité sur ses analogues de l'ordre minéral. C'est au point que l'auteur du *Traité de balnéothérapie* ouvre la série de la section consacrée au traitement des affections chroniques du système respiratoire, par une monographie très-bien faite de la cure de petit-lait. Avec ce moyen d'action, corroboré par des eaux minérales, dont nous avons dit la valeur, ce n'est pas aller trop loin assurément, que de promettre des succès remarquables à ceux qui auraient l'art de s'en servir avec habileté. Qu'on suppose un médecin, comme il s'en trouve dans tous les établissements de petit-lait, habitué par une longue expérience à employer ces mélanges, à associer des forces qui, séparées, produisent déjà des influences salutaires, quels résultats ne pourra-t-il pas se promettre d'atteindre! Ici, cependant, il ne faut pas laisser à l'imagination, à l'enthousiasme, la place qui n'appartient qu'à la saine et froide raison; mais on nous accordera que les forces dont nous parlons, sont des forces vives et des forces aptes à produire des effets comparables entre eux. Les sulfureux modifient favorablement la phthisie et même la guérissent, s'il faut en croire les faits observés au Vernet, dans les Pyrénées, et le témoignage du professeur Lallemand, mon ancien maître; le chlorure de soude a aussi ses succès, ainsi que l'a prouvé le docteur Amédée Latour, et comme on peut s'en assurer dans tous les établissements balnéaires où on applique à l'usage médical les eaux minéralisées par le sel gemme. Enfin, la médecine allemande plaide assez vivement la cause du petit-lait dans la tuberculose, pour se trouver dominé par la nécessité de croire qu'elle doit avoir quelque peu raison. En possession de ces trois forces, associées et dosées suivant la période de la maladie et en même temps suivant l'état du malade, n'a-t-on pas en main comme un levier qui doit soulever bien des obstacles et réaliser de grands effets?

Tout est organisé, à partir des bords du Rhin et des montagnes de la Suisse, dans les établissements du nord comme dans ceux du midi de l'Allemagne, pour faciliter les cures et en assurer jusqu'à un certain point le succès. Les eaux minérales sulfureuses ne se conservent pas loin des points où elles émergent. On sait combien les eaux de Bonnes, prises à Paris, ressemblent peu, pour le goût comme pour les effets, à celles qu'on va boire sur leur sol natal. J'ai fait voyager des eaux de même nature en Allemagne; malgré toutes les précautions, peu après l'ouverture des flacons, je les trouvais altérées. Il est d'absolue nécessité que le petit-lait se fabrique où l'eau sulfureuse sort de terre. Les choses se passent ainsi dans les différentes stations qui couvrent le sol allemand. Ou le petit-lait se prépare à peu de distance d'une eau sulfureuse ou d'une eau salée, ou l'établissement lui-même est joint à un établissement d'eaux minérales. Le docteur Helfft ne manque pas de signaler, dans son exposé des eaux sulfureuses et salées qui sont employées contre les affections tuberculeuses ou chroniques de l'appareil respiratoire, l'espèce de petit-lait qui est mis à la disposition des malades, si c'est celui de chèvre, ou si c'est celui de brebis.

Les bains de petit-lait sont quelquefois au-dessus des ressources des établissements consacrés aux cures. La matière n'est pas toujours assez abondante pour satisfaire aux exigences de la consommation. Pour l'avoir pure, il faut aller la chercher au sein des Alpes, où paissent de nombreux troupeaux de vaches, dans quelques parties de l'Allemagne centrale et des provinces voisines du Rhin, et enfin dans les Carpathes, où, d'après le docteur Mojsisovicz, si souvent cité, le petit-lait est mieux préparé que partout ailleurs, et où les bains sont bien tels qu'on les désire, c'est-à-dire sans aucun de ces mélanges qui en affaiblissent ou en changent les propriétés. Il faut forcément recourir, dans les stations les moins richement pourvues, aux eaux minérales, ces précieux auxiliaires d'une médication qui a aussi, par elle-même, une grande valeur. Les bains séro-lactés les admettent toutes. S'agit-il d'affections hyposthéniques? on complète le bain avec une eau minérale ferrugineuse. S'agit-il de scrofulose et des maladies cutanées qui sont une forme de cette diathèse? On emploie l'eau minérale sulfureuse. Veut-on combattre le rachitisme, les caries osseuses? On met à contribution l'eau salée. Ainsi des autres eaux, pour ne pas pousser plus loin des détails inutiles. Ces produits naturels ne sont pas seulement mis à contribution pour obvier à une insuffisance, ils servent aussi à spécialiser cette espèce de bains, à les rendre plus aptes à agir sur certaines maladies que sur d'autres. Le petit-lait est un hypersthénisant ; il relève les forces, en exerçant sur le système nerveux une influence qui n'est niée de personne, et que l'expérience d'ailleurs met en lumière tous les jours. Mais, pour citer un exemple, si le sujet auquel on prescrirait les bains séro-lactés est chlorotique, il obtiendrait certainement des effets moins satisfaisants, en les prenant avec le petit-lait pur, qu'avec une quantité réglée d'eau minérale ferrugineuse. En Allemagne, les établissements de petit-lait se trouvent dans les établissements balnéaires de quelque renom, ou tout au moins dans leur voisinage. Tout y facilite par conséquent la mise en œuvre de ces traitements mixtes, dont le sérum forme la base, et les eaux minérales les moyens auxiliaires les mieux appropriés.

Tout n'est pas encore fini dans la pratique balnéothérapique, comme on la comprend de l'autre côté du Rhin, quand la cure est terminée. De même que le dernier chapitre d'un livre est suivi quelquefois d'un épilogue, les cures de petit-lait sont continuées, dans certains cas, par un traitement supplémentaire, dans le but de compléter, de corroborer le traitement principal. Cette seconde médication, qui se fait avec une eau minérale, s'appelle *Nach-kur*, ou l'après-cure, pour traduire littéralement. On la pratique quelquefois en France. Les bains de mer sont prescrits par quelques médecins, après un traitement par les eaux minérales. Cette tendance, plus particulière à l'Allemagne qu'à notre pays, ne doit pas être encouragée. Quel que soit le genre de cure auquel on soumette un malade, on sait que les effets les plus importants ne se prononcent pas pendant sa durée, mais après un assez long intervalle. Il faut respecter le travail qui s'opère dans l'économie. Mettre les mains à cette œuvre mystérieuse de la nature, c'est s'exposer à la troubler dans son développement, c'est peut-être opposer une force antagoniste à celle par laquelle se prépare la guérison. Il y a des exceptions où la cure supplémentaire est indiquée et peut donner des résultats favorables; c'est au tact médical à la découvrir. Aucune règle ne saurait déterminer d'avance, les cas où il faut s'arrêter et attendre, et ceux où il est utile de procéder différemment.

CHAPITRE V.

LA CURE. — ALIMENTS PLASTIQUES ET NON PLASTIQUES. — RÉGIME ALIMENTAIRE. — EXERCICE. — MODE ET DURÉE DU TRAITEMENT.

Le mode de traitement n'est pas seul à considérer dans une cure de petit-lait. Les médecins allemands insistent avec raison sur le régime : l'un et l'autre sont inséparables, comme deux moyens nécessaires pour atteindre un même but. Les résultats prompts et complets dépendent de leur accord, de leur connivence pour la réalisation des effets qu'on veut produire.

1° *Le régime.* — Le régime, c'est la vie pendant le cours du traitement, la vie comme alimentation, la vie comme mouvement et impressions extérieures. En ce qui concerne particulièrement la cure de petit-lait, on connaît la doctrine chimique ; il s'agit d'un excès d'azote qu'il ne faut pas augmenter, dont il faut être avare, pourque les forces affaiblies aient le temps de transformer l'excès qui se trouve dans le sang. C'est le seul moyen d'empêcher le vice de la liqueur circulatoire de faire éclater et d'entretenir la maladie, qui se manifeste sous des formes différentes, dans divers organes, et même dans des systèmes tout entiers : telle est l'opinion de la médecine allemande, au sujet des cures par le sérum. Le régime doit naturellement concourir au même but que le traitement, dont il est l'auxiliaire; il est moins actif, car il ne procède pas par des moyens énergiques, mais il est aussi essentiel. S'il fournit au corps l'élément par lequel, d'après la théorie, l'équilibre s'est rompu dans l'organisme, si cet élément est fourni constamment par l'alimentation quotidienne, quelque énergique que soit le remède, celui-ci ne donnera pas de bons résultats. Le choix des produits alimentaires doit donc s'exercer sur ceux qui fournissent très-peu d'azote, parce qu'ils en portent moins que tout autre. Dans le régime qui doit accompagner la cure, il ne faut pas, autant que possible, sortir de cette loi.

Comparées aux végétaux, les viandes présentent, comme on sait, le plus de principes plastiques ou azotés. Celles qui en contiennent les plus fortes proportions sont les viandes maigres; les plus faibles sont les viandes grasses. Ainsi le veau, chair où la graisse est très-rare, présente proportionnellement plus de principes plastiques que le bœuf; le poisson suit la même loi. Les aliments à fécule laissent prédominer naturellement les principes non azotés : ce sont eux qui contiennent le sucre, qui est un aliment essentiellement respiratoire. Cette prédominance des principes non plastiques

acquiert une proportion considérable dans les fruits à parenchyme.

Pour présenter une idée claire des rapports qui existent dans les aliments des deux règnes, entre les principes azotés et ceux qui ne le sont pas, voici un tableau dont les éléments sont empruntés à Liebig et à Beneke. Ces rapports sont établis entre les premiers, pris comme unité, et dont le chiffre reste invariable, et les seconds qui donnent la mesure des parties non plastiques contenues dans les produits appartenant soit au règne animal soit au règne végétal. Nous avons cru indispensable de présenter ce tableau au lecteur, car mieux que toutes les explications, il montre comment il faut comprendre le régime et comment on peut le régler de manière à servir efficacement le traitement.

TABLEAU DU RAPPORT ENTRE LES PRINCIPES PLASTIQUES ET LES PRINCIPES NON AZOTÉS DES ALIMENTS.

ALIMENTS.	PRINCIPES		NOMS des AUTEURS.
	PLASTIQUES OU AZOTÉS.	NON AZOTÉS.	
Lait de vache	10	30	Liebig.
Viande de veau	10	1	Id.
Viande de lièvre	10	2	Id.
Viande de bœuf	10	17	Id.
Chair de mouton engraissé.	10	27	Id.
Chair de porc engraissé	10	30	Id.
Poisson	10	4	Beneke.
Fromage de Hollande	10	24	Id.
Pois	10	23	Liebig.
Fèves	10	22	Id.
Farine de froment	10	46	Id.
Farine d'avoine	10	30	Id.
Farine de seigle	10	57	Id.
Orge	10	57	Id.
Pommes de terre blanches.	10	86	Id.
Pommes de terre bleues	10	115	Benecke.
Riz	10	123	Liebig.
Farine de sarrazin	10	130	Id.
Raves	10	64	Benecke.
Betteraves	10	50	Id.
Carottes	10	78	Id.
Cerises	10	410	Id.
Poires	10	1216	Id.

Ce tableau présente, en effet, une base suffisante pour régler proportionnellement la composition d'un régime ; si tous les éléments ne s'y trouvent pas, l'analogie peut y pourvoir. La condition fondamentale du régime, c'est une nourriture faible en principes azotés; le moins qu'on donne sous ce rapport, sans nuire à la réparation plastique, c'est le mieux qu'on puisse faire. Ainsi, les viandes fortes doivent être exclues sans exception; les gibiers et le veau sont placés dans cette catégorie, et on peut même y joindre le poisson, dont les principes azotés s'élèvent à plus du double des principes privés d'azote. Les viandes qui portent de la graisse en plus ou moins grande quantité, comme le mouton tel que le produisent nos éleveurs, les volailles grasses, comme en fournissent, dans les grands centres de population, quelques-unes de nos provinces, entrent dans le régime avec avantage, et en forment pour ainsi dire l'étoffe principale. Les végétaux ne doivent pas être exclus; leur richesse en principes non plastiques leur donnerait au contraire le droit d'être admis en première ligne. Ce qui s'oppose à les faire entrer pour une grande partie, dans l'alimentation suivant le régime de la cure, c'est leur difficile digestibilité, surtout celle des légumes à pellicule, qui ne sont pas récents. Les végétaux herbacés, dépouillés de leurs nervures fibreuses, et préparés au lait ou au sucre, et même au beurre ou au gras, peuvent être joints avec avantage à une viande choisie suivant les règles, surtout quand il s'agit de ces tempéraments délicats, à digestion capricieuse ou à estomac réfractaire, qu'il faut conduire doucement. Les malades très-amaigris, très-faibles, ne trouvent pas dans un régime trop sévère de quoi fournir aux nécessités de l'organisme : pour les bien traiter, il ne faut pas pour cela les épuiser ; ceux-là ont besoin d'une nourriture plus fortifiante, tirée d'aliments plus azotés. Mais s'il s'agit de ces tempéraments caractérisés par un excès d'irritabilité ou d'éréthisme, il faut les nourrir sans doute, mais par les moyens les plus doux ; c'est dans ces états, ordinaires surtout chez les femmes et dans les maladies du système nerveux, que conviennent surtout les végétaux herbacés, préparés au gras ou au sucre, sans exclure cependant les viandes, qui doivent avoir un rôle, quoique diminué, dans l'alimentation de chaque jour. Il y a une espèce de mets qui mérite ici sa place : ce sont les compotes de fruits. Déjà, par eux-mêmes, les fruits sont des aliments non plastiques ; le sucre qui leur sert de condiment ajoute encore à leurs propriétés ; de plus, ces préparations, d'un goût agréable et fin, sont d'une digestion facile, et conviennent aux mauvais estomacs et aux organisations débiles. On en fait un grand usage, en Allemagne, dans le régime des cures d'eaux minérales ou de petit-lait. Il serait à désirer que cette bonne pratique fût généralisée dans notre pays.

Quelle est la mesure à laquelle il faut s'arrêter dans l'alimentation quotidienne? Jusqu'où le régime reste-t-il dans de bonnes conditions? Jusqu'où peut-on dire qu'il s'en écarte? La règle, dit le docteur Helfft, à qui nous empruntons la plupart des détails sur la diète de la cure séro-lactée (1), la règle consiste à ce que la quotité des aliments soit faible en comparaison de celle qui suffit à l'alimentation modérée d'un homme sain. Si l'estomac est surchargé, la métamorphose des substances ingérées s'opère lentement et difficilement ; condition contraire à la cure, qui exige une bonne disposition des viscères pour les favorables effets du remède principal. Il ne faut pas non plus, prescrire avec trop d'abandon les mets farineux et sucrés (*Mehlspeisen*) (2), qui représentent, sur les tables allemandes, les entremets de dessert de notre cuisine française. Il y a déjà beaucoup de sucre dans le petit-lait ; l'organisme en recevrait trop, s'il s'y ajoutait, à dose élevée, le sucre et la fécule de ces préparations alimentaires. La même observation s'applique aux mets gras, qui fonctionnent chimiquement au sein de l'organisme comme ces principes. La quotité de la diète journalière ne peut être fixée d'une manière précise, on le comprend ; il n'y a pas une seule espèce de maladies qui soit du ressort de la cure séro-lactée : cela serait-il, il n'y a pas un seul malade. Ces rapides observations disent mieux que des explications détaillées, à qui revient le soin d'interpréter la règle qui consiste dans une modération éclairée par la véritable connaissance des propriétés élémentaires de chacun des mets en usage.

(1) *Ouv. cit.*, p. 99 et suiv.
(2) Littéralement, *mets de farine*.

Les boissons doivent être choisies dans les vins les plus sages et porter beaucoup d'eau. Il est superflu de dire qu'il faut proscrire les liqueurs spiritueuses et excitantes; à ce titre, si le café n'est pas exclu, on ne doit en prendre qu'avec la plus grande modération et affaibli par du lait. Quant à l'ordre des repas, il n'est pas sans importance. Avec notre système français, si l'estomac reste dans une raisonnable vacuité pendant la plus grande partie du jour, il est mis en surcharge dans la soirée. C'est excellent pour la vie agitée des affaires; c'est mauvais pour la vie réglée du malade. Aussi, en Allemagne, le dîner a lieu en général au milieu de la journée, il est précédé d'un déjeuner assez simple et suivi d'un souper qui n'est jamais très-substantiel. Aux eaux et dans les lieux de cure de petit-lait, cette habitude est suivie avec plus d'exactitude encore. Les médecins y ont jusqu'à un certain point le droit de faire régner la règle, et c'est un devoir auquel ils ne manquent pas.

Le régime comme mouvement et impressions extérieures, doit, pour servir au succès, être en harmonie avec les exigences du traitement. L'exercice est prescrit dans toutes les maladies du ressort de la cure: pour donner du mouvement aux humeurs, imprimer une activité plus grande à la circulation, il faut aller respirer l'air, dès le matin. Toutes les maladies, il est vrai, ne trouvent pas de bonnes influences dans la fraîcheur de cet air que n'a pas encore réchauffé le soleil. Les phthisiques, par exemple, doivent fuir l'ombre et se promener dans les lieux assez découverts pour recevoir le contact du rayonnement solaire. Toutes les stations surtout ne peuvent leur être indifféremment recommandées. Ils ne peuvent habiter ces lieux élevés que ne protégent suffisamment, ni des forêts, ni des montagnes et qui sont battus par les vents. On doit les préserver aussi de ces stations à sol poudreux où il suffit d'une brise modérée pour porter dans l'air des flots de poussière. Il faut aux affections chroniques du système respiratoire, à la tuberculose des poumons, un lieu de cure bien abrité contre les vents froids, modérément chaud, un peu humide et varié d'aspect pour inviter le malade au mouvement et lui faire désirer l'exercice. Dans les maladies nerveuses, dans la pléthore abdominale, dans les autres maladies du ressort du traitement séro-lacté, on devra moins tenir, comme on le pense bien, à un climat à part qu'il est si important de bien choisir, quand il s'agit de phthisie pulmonaire. Tout dépend moins de la maladie en elle-même que de l'état du malade; mais, en général, le climat qui mériterait la préférence serait celui où l'air se renouvelle facilement, où il est plus frais que chaud, où une certaine impulsion est donnée, par le mouvement de l'atmosphère, à l'activité des fonctions et à la circulation des humeurs. De telles influences secondent merveilleusement le régime alimentaire et le traitement; il aide à un dégagement des pléthores ou des engraissements qui imposent à l'esprit et au corps quelque chose de la lourdeur de la matière inerte. Dans tous les cas, le médecin est encore ici l'arbitre qui doit décider.

2° *La cure.* Nous voici maintenant parvenu au traitement lui-même, à la manière dont on le pratique dans les établissements principaux de l'Allemagne et de la Suisse.

On se sert, pour prendre le petit-lait, afin d'avoir une mesure exacte de la quantité qu'on en consomme, de verres semblables à ceux de Carlsbad, dont la contenance est d'à peu près 120 à 130 grammes de liquide. La première dose se prend à jeun; on laisse écouler un quart d'heure à se promener en plein air ou dans un lieu couvert, suivant le temps, avant de boire la seconde dose. Il est presque indispensable que le petit-lait soit fraîchement préparé, bien qu'on emploie, comme nous l'avons déjà dit en son lieu, d'excellentes précautions pour conserver sa température. Les établissements considérés comme les mieux pourvus, renouvellent jusqu'à trois fois par jour leur provision du remède, afin de n'en livrer que de récent. C'est un avantage qui n'est pas sans valeur, que de pouvoir prendre le petit-lait dans le lieu même ou tout près du lieu où on le fabrique. Pour peu qu'il vienne de loin, il vaut mieux aller le boire à la source, comme une eau minérale, que de l'attendre où on a l'habitude de le livrer. Au commencement de la cure, on ne va pas au delà de deux verres; si rien ne s'y oppose, si aucun dérangement digestif ou intestinal trop intense ne vient se mettre à la traverse, on porte la dose journalière jusqu'à quatre ou cinq verres, ce qui représente $0^{l},610$ de petit-lait. Ceci ne s'applique qu'au petit-lait de vache, d'après le docteur Mojsisovicz, à qui nous empruntons tous ces détails (1). Mais, pour celui de chèvre ou de brebis, l'un et l'autre moins digestibles, et qui s'appliquent, surtout le dernier, à la cure de la phthisie pulmonaire, il importe de procéder avec plus de modération. Les malades à tubercules ne doivent jamais en prendre plus de trois verres, en les séparant par des intervalles longs d'une demi-heure au moins. Il suffit de deux verres le matin avant le premier repas; l'autre doit être pris vers le milieu du jour. Il n'est pas possible, du reste, de tracer une limite absolue, autant pour les cures de petit-lait de vache que pour celles de petit-lait de chèvre ou de brebis. Quand il s'agit de phthisiques surtout, il serait difficile d'établir par avance comment on continuera la cure, quelques jours après l'avoir commencée. Il faut d'abord étudier son malade, et puis plier le remède aux accidents ou aux complications qui peuvent surgir; mais surtout qu'on ne se décourage pas. Le petit-lait n'est pas

(1) *Über die Bereitung*, etc., p. 72.

un de ces remèdes dont l'efficacité procède par des changements prompts et inattendus; il agit avec lenteur, et il faut savoir attendre. L'esprit de suite appliqué à ce genre de cure a été le secret de bien des guérisons.

Il ne faut pas se borner à une courte saison consacrée au traitement, dit le docteur Helfft (1); la cure dure six à huit semaines au plus : c'est court pour obtenir un résultat. Non-seulement il est bien de la prolonger, si l'on peut, après quelque temps de repos, mais il est mieux encore de la continuer dans la ville où on se retire. Si le malade est un phthisique qui va prendre ses quartiers d'hiver dans une station de climat, c'est une raison de plus pour doubler l'influence du ciel de l'influence du remède. C'est ainsi qu'on réunit les chances les plus favorables pour atteindre le résultat final.

(1) *Handbuch der Balneotherapie*, etc., p. 100.

CHAPITRE VI.

GÉOGRAPHIE DES LIEUX DE CURE DE PETIT-LAIT.
ÉTABLISSEMENTS DE L'ALLEMAGNE SEPTENTRIONALE ET MÉRIDIONALE.
ÉTABLISSEMENTS DE LA SUISSE. — ESQUISSE CLIMATOLOGIQUE.
ÉPOQUE DES CURES.
DURÉE DES SÉJOURS. — CARACTÈRE DES STATIONS EN ALLEMAGNE.

L'Allemagne est encore pour la France un des pays les moins connus et les moins visités; et cependant rien ne lui manque de ce qui peut exciter la curiosité et agir sur l'imagination. Cette vaste surface continentale s'annonce au voyageur pour ce qu'elle est, dès qu'on aborde ses frontières. Les grandes surfaces boisées de la forêt Noire, les sites pittoresques des Ardennes et l'imposante masse d'eau qui forme le Rhin, préparent le voyageur au spectacle qui l'attend sur l'autre rive du fleuve. Ce sont, en effet, les éléments essentiels dont se compose tout beau paysage en Allemagne. L'eau, représentée par des rivières ou de grands fleuves, des bois séculaires et de magnifiques montagnes se retrouvent toujours dans les régions qui méritent d'être signalées entre toutes les autres. Au nombre des fleuves, il y a l'Elbe, dont les rives animées présentent l'aspect le plus riant; le Danube, qui emprunte un caractère imposant et sévère aux montagnes chargées de bois qui le couvrent de leur ombre. Si la Suisse peut être considérée comme faisant partie de l'Allemagne pour la communauté du langage, l'Allemagne s'en rapproche par des ressemblances tirées des caractères du sol. Dans cette partie du continent, qui s'étend du Rhin aux Carpathes, on ne trouve pas, il est vrai, de glaciers; mais le pittoresque y est répandu avec une prodigalité rare. Le Tyrol est remarquable pour la coupe hardie de ses montagnes et les roches abruptes qui les composent. Le Saltzbourg n'est pas seulement un pays accidenté, c'est encore une terre couverte de lacs, qui ressemble trait pour trait à la Suisse. En Saxe, enfin, il y a une région où les montagnes, les bois, les habitations même copient si exactement les paysages des Alpes, qu'elle s'appelle la Suisse saxonne, et, certes, jamais nom n'a été mieux mérité.

Nous ne citons que les parties du pays qui ont une renommée hors de l'Allemagne; il y a cependant des provinces tout entières qui méritent de la partager. Nous n'en citerons que deux où se trouvent des établissements d'eaux minérales qui occupent le premier rang, ainsi que des stations de petit-lait de quelque importance. L'une, la Bohême, est hérissée de roches magnifiques, et son sol formé de débris volcaniques, se distingue par une rare fertilité ; l'autre, la Styrie, présente dans toute son étendue l'aspect d'un merveilleux jardin, tant est grande la variété des espèces végétales qui en couvrent la surface. On peut comparer sans désavantage à ces deux provinces, d'autres régions de l'Allemagne, qui laissent de longs souvenirs dans la mémoire de ceux qui les ont vues : il n'y a qu'à nommer, après elles, les provinces rhénanes, les bords des plus importants cours d'eau qui fertilisent cette vaste étendue de terrain, la région d'où se tire le sel gemme et où est situé l'établissement si connu d'Ischl, lieux qui répondent à tout ce que la fantaisie peut imaginer de plus riant ou de plus pittoresque. La nature ne fournit pas seule des éléments à ces paysages qui en reçoivent aussi des œuvres de la main des hommes. Dans cette partie du continent que n'ont pas bouleversée les révolutions, les souvenirs sont encore debout avec les monuments qui les représentent; on se trouve en pleine histoire en présence de ces villes, qui ont conservé leurs vieilles murailles et leurs édifices d'autrefois, en présence de ces châteaux ou de ces cloîtres que l'on voit apparaître fréquemment sur son chemin, quelle que soit la partie de l'Allemagne que l'on visite. C'est quelque chose, c'est beaucoup pour un malade, qui a besoin d'oublier tout souci pour commencer une cure et la voir réussir; c'est beaucoup pour son bien-être, de se trouver au milieu de scènes qui lui sont nouvelles et peuvent créer de favorables dispositions par les impressions qu'elles entretiennent dans l'esprit.

Nous l'avons déjà dit, les stations de petit-lait sont très-nombreuses sur le sol allemand et tendent toujours à s'accroître. Il n'y a pas de saison qui n'en voie surgir de nouvelles, surtout dans le voisinage des grandes villes. Lersch, en ne comptant que les plus fréquentées, en trouvait plus de trois cents, en y comprenant celles de la Suisse ; aujourd'hui, ce chiffre a presque doublé. Dans tous les cas, nous suivrons son exemple, nous choisirons. Ce serait fatiguer le lecteur que de donner dans ces pages, un long et minutieux relevé de tous ces établissements, dont un grand nombre ne présente pas encore les conditions indispensables pour y faire de bonnes cures.

Le docteur Helfft groupe les principales stations qu'il cite, en deux catégories : celles qui appartiennent au midi de l'Allemagne et celles qui appartiennent au nord (1). Cette classification pourrait, dans un autre pays que celui-là, être en même temps un moyen d'appréciation climatologique. C'est différent dans cette partie de l'Europe continentale. Comme nous l'avons dit précédemment, il y a des parties de l'Allemagne qui ressemblent à la Suisse pour les lacs, pour les montagnes, pour les neiges. Ces parties appartiennent au nord comme

(1) *Ouv. cit.*, depuis la p. 102 jusqu'à la p. 105.

au midi; de sorte que dans les méridionales, il y a des régions très-froides, et dans les septentrionales des régions tempérées. La division adoptée par Helfft n'est donc qu'un moyen d'ordre, dans l'énumération des stations, et rien de plus.

Dans les stations septentrionales, se place en première ligne Rehburg, situé dans le Hanovre. C'est une belle vallée ombragée par des bois, protégée par de hautes montagnes, où l'atmosphère est fraîche sans être jamais agitée par des vents violents. C'est du petit-lait de chèvre qu'on y distribue. Il faut que cette station soit une des plus fréquentées, puisqu'elle a été l'objet d'un grand nombre de monographies, en tête desquelles se place le travail du docteur Beneke, travail à part, comme on sait, et où la question a été prise de haut, mais qui se termine par une courte appréciation des avantages qu'offre la station de Rehburg. Liebenstein, dans la principauté de Saxe-Meiningen, mérite aussi d'être signalé; le climat y est doux, l'air salubre, le petit-lait bon. Rosenau, en Moravie, est encore une station qui réunit à la salubrité du lieu l'agrément du paysage; le petit-lait qu'on y trouve a une certaine renommée. Liebwerda, en Bohême, établissement du voisinage de Flinsberg, forme une station hydrologique connue pour ses eaux alcalines et ses eaux ferrugineuses; on y fait la double cure: celle par les eaux minérales et celle par le petit-lait. Schlangenbad, dans le duché de Nassau, est un des lieux les plus agréables parmi ceux qui sont consacrés, dans la région du nord, à la cure séro-lactée. Situé au pied du Taunus et dans une vallée bien cultivée, il est ouvert aux influences méridionales et abrité contre les vents froids. Cette station se distingue par deux conditions très-favorables aux malades : le climat n'a pas ces transitions brusques et fréquentes qui affectent violemment les organisations impressionnables, et puis le petit-lait ressemble, par l'arome dont il est parfumé, au meilleur de ceux qu'on va boire dans les stations les plus en renom des prairies alpestres.

Le docteur Helfft signale dans les régions méridionales les stations suivantes : c'est d'abord Baden-Baden, qui pour nous est placé au nord-est, et qui est connu de la France pour son voisinage des bords du Rhin. Vallée bien abritée, climat doux, promenades agréables, bon petit-lait, eaux minérales actives, et principalement eaux chlorosodées qui se prennent en mélange avec l'eau minérale organique : voilà les ressources et les avantages qu'y trouvent les malades, aux confins de la France et aux portes de l'Allemagne. Badenweiler, dans le Haut-Brisgau, est une station où l'air est tonique et même excitant. Son séjour ne convient pas à tous les malades ; il peut produire d'excellents effets sur les anémiques et les convalescents s'ils aident la cure de petit-lait avec des eaux minérales appropriées. Gleisweiler, près Landau et sur la chute du Rhin, est protégé par la montagne du Diable contre les influences qui soufflent de la mer du Nord ; le climat y est doux, et la vallée où est située la station se distingue par une végétation magnifique. Beuron, dans la principauté de Hohenzollern-Sigmaringen, est pittoresquement placé sur les bords du grand fleuve qui coupe l'Allemagne en diagonale et va se perdre dans la mer Noire. Les sites du Danube ne ressemblent pas à ceux du Rhin ; ils sont plus sévères et conviennent aux esprits qui aiment les grandes scènes de la nature. Le climat y est agréable et doux, parce que des montagnes s'opposent à l'influence directe des vents de température froide. La Bavière a de nombreuses stations de petit-lait ; mais l'une des plus importantes à plus d'un titre, c'est celle qui est située non loin de ses frontières et forme l'un des établissements les plus fréquentés de l'empire autrichien.

On nous a peut-être déjà compris, car qui ne connaît Ischl, même en France ! Le pays auquel il appartient est une Suisse, avons-nous dit, avec ses montagnes élevées, ses rochers abrupts, ses forêts séculaires et ses lacs ; c'est, de plus, un sol à sel gemme, où le chlorure sodique se prépare en grand et où se fait la cure des eaux salées. Le climat est tempéré, troublé quelquefois par des vicissitudes, mais beau en général pendant les trois mois d'été. Le petit-lait s'y consomme en larges proportions ; il y en a de toute espèce, principalement du petit-lait de brebis, qu'on prescrit de préférence contre la phthisie pulmonaire. Vienne est encore une station de petit-lait, mais une station où il est transporté du dehors, et qui a l'avantage de fournir pendant l'hiver ce remède aux malades d'une ville où la tuberculose exerce de grands ravages. Aux alentours de cette capitale, les stations se multiplient : Klosterneubourg, Vöslau, Baden près Vienne surtout sont des contrées où les cures de petit-lait fixent une nombreuse clientèle. J'ai assisté souvent à Baden à la distribution du matin, qui se fait sous un spacieux portique placé au milieu de beaux ombrages, et j'ai pu remarquer, à l'expression pathologique peinte sur les visages des buveurs, combien de phthisiques avaient recours à ce moyen réputé salutaire.

Nous reprenons Helfft, que nous avions un moment abandonné, pour ajouter à ce qu'il ne dit pas, car les stations sont nombreuses en Allemagne. La Hongrie possède plusieurs établissements de petit-lait ; mais le plus considérable et le plus fréquenté, c'est Fured, sur le lac Balaton. Malgré sa situation continentale, ce lieu n'est pas défavorable, même à la phthisie ; la campagne est agréable, le lac a de belles eaux, le petit-lait est bon. Aux avantages de la cure, les malades pour qui la marche est pénible, trouvent une ressource excellente pour l'esprit comme pour le corps, dans la promenade sur le lac. N'oublions pas Achselsmanstein, dans le

Saltzburg, et non loin d'Ischl, qui mérite d'autant moins d'être passé sous silence que l'air qu'on y respire est réputé très-bon dans la tuberculose; c'est même une station à signaler. Nous ne quittons pas l'empire autrichien en franchissant le Sœmmering et en pénétrant dans la Styrie, cette province séparée du Tyrol par les Alpes noriques. Il y a là aussi des établissements de petit-lait qui sont en même temps des stations importantes d'eaux minérales, comme Neuhaus, Röhitsch et Gleichenberg. La Styrie ressemble, pour la beauté de sa végétation et la richesse de ses produits, à notre province de Normandie; elle a, de plus, d'imposantes forêts et de belles montagnes. Si son climat est rude pendant l'hiver, elle a des mois de beau soleil et de douce chaleur pendant l'été. N'est-ce pas assez pour y appeler les malades? Mais, pour atteindre la station méridionale qui mérite la faveur publique entre toutes les autres, il faut s'engager dans les Alpes mêmes et se placer en vue de l'Italie, dont les campagnes commencent au pied de cette gigantesque barrière granitique. Là sont situés Minden, Bossen; mais ni l'une ni l'autre de ces deux stations n'égale Méran.

Qu'est-ce que c'est que Méran? se demandent peut-être ceux qui lisent ce nom, et qui peuvent ne l'avoir aperçu que pour la première fois. Ce n'est pas seulement un lieu de cure de petit-lait, où ce produit présente une qualité supérieure, c'est encore une station estimée pour la cure de raisin ; c'est enfin une station de climat très-célèbre en Allemagne, connue jusqu'au fond de la Russie, et qui se peuple pendant l'hiver de nombreux malades (1). Voilà en quoi consistent les stations principales de petit-lait qui appartiennent à la région méridionale ou occidento-méridionale de l'Allemagne. Cette région est, comme on voit, noblement partagée.

Pour clore ce rapide aperçu géographique des stations qui appartiennent en propre au continent allemand, il ne reste plus qu'à signaler cette lisière de montagnes qui sert de limite au territoire dans sa région la plus reculée. Il s'agit des Carpathes, cette chaîne orientale peu visitée et peu connue. Sur les plateaux qu'ils supportent, s'étendent de belles prairies bordées par de grands bois, au milieu desquelles vivent des populations de bergers, qui se nourrissent des produits de leurs troupeaux, et fabriquent un petit-lait excellent. A ceux qui ne craignent pas la fatigue d'un long voyage, qui ont assez de santé pour ne pas souffrir d'un séjour dans les montagnes, où ils ne trouveront pas le luxe et le confort des hôtelleries de la Suisse ; à ceux-là je dirai : Allez aux Carpathes, si vous voulez faire un traitement de bains de petit-lait, car c'est là que

(1) La moyenne de la température annuelle d'après Sigmund (*ouv. cit.*), est de 10° R. Sur des observations de vingt années, la moyenne de janvier et de février est de 2° R.

vous aurez en abondance un remède pur de tout ingrédient qui en diminuerait la puissance.

Parmi les auteurs allemands, Helfft, qui nous a principalement servi de guide, traite surtout des établissements situés en Allemagne. Lersch nous parlera avec plus de détail de la Suisse, et c'est lui qui nous éclairera dans l'appréciation des stations placées au sein de ces belles montagnes. Le canton le plus visité, c'est Appenzell, où le petit-lait se prépare par grandes masses, et peut être distribué à un grand nombre de malades. Le canton de ce nom compte quatre établissements de cure, Gais et Heinrichsbad, Weisbad et Gonthen. Le premier, malgré l'élévation de son niveau (2,806 pieds), est assez protégé contre le nord et le nord-est pour que l'air y soit doux pendant le cours de la belle saison; mais un village voisin a un climat qui mérite la préférence des malades. Heinrichsbad est aussi abrité contre les vents; mais l'humidité y est grande, et le brouillard ne s'y dissipe qu'avec lenteur; c'est moins un séjour d'été pour ceux qui souffrent que pour les voyageurs qui courent seulement à la recherche d'impressions. Weisbad présente des avantages dignes de remarque : lieu abrité, température égale, humidité modérée, belles promenades. En général, les phthisiques s'y trouvent dans de bonnes conditions pour y faire, sans trouble, la cure de petit-lait. Gonthen ou le Gontherbad est trop exposé aux déplacements de l'air. Cette mobilité de température en fait une mauvaise station, qu'il pourrait être imprudent d'affronter. Les noms de deux de ces établissements indiquent qu'ils ne sont pas dépourvus d'eaux minérales; ces eaux concourent au traitement de petit-lait, qui se fait dans l'Appenzell sur une assez grande échelle, pour qu'on y consomme chaque jour quelque chose comme 350 kilogr. de ce produit.

La Suisse porte encore sur les pentes de ses grandes Alpes, des stations qui méritent d'être mentionnées. Du reste, le petit-lait est partout où il y a des troupeaux; et, par leurs beaux pâturages, le lait est la richesse des cantons qui commencent l'Allemagne aux frontières orientales de la France. C'est d'abord Interlaken, situé dans l'Oberland de Berne, entre les lacs de Thun et de Brientz, mais trop profondément encaissé dans la vallée pour que le soleil l'échauffe de bonne heure. Aarmulh, station assez estimée, n'en est pas bien loin. Sur le Rigi et le Weissenstein, on peut encore faire des cures; mais ce n'est pas aux phthisiques et aux malades épuisés qu'il faut recommander ces stations, bien que le climat n'y soit pas trop défavorable. Nous citerons enfin avec Lersch, qui nous sert toujours de guide, Engelberg, canton d'Unterwald, Dottenwyl, au nord de celui de Saint-Gall, et enfin Rohrschach, sur le lac de Constance. Quel que soit le mérite des stations de montagne, nous préférons, dans la tuberculose, et cela se comprend facilement, les stations basses et à fleur d'eau, c'est-à-dire sur la mer quand c'est possible, et sur les lacs quand la mer est loin. L'air y est en général calme, parce que le bassin est abrité, et doux, parce qu'il est humide. Presque toujours les phthisiques s'y trouvent bien. Nous recommanderons Rohrschach, sur le lac de Constance, au même titre que Fured, sur le lac Balaton.

D'après les différences topographiques que nous venons de signaler dans cette rapide esquisse, peut-on se diriger, jusqu'à un certain point, pour la différence qu'on doit mettre touchant l'époque des voyages et la durée des séjours? Malheureusement, il n'y a rien d'absolu à tirer d'une classification. Dans le midi, comme dans le nord de l'Allemagne, comme dans la Suisse, beaucoup de stations sont situées dans des pays montagneux et à des hauteurs quelquefois considérables au-dessus du niveau des mers. Comme l'état de la température se modifie en raison de ces niveaux, il en résulte qu'une station méridionale peut être plus froide et avoir des étés plus tardifs qu'une station septentrionale. Mais, en général, les stations de l'Allemagne, et beaucoup de celles qui couvrent le sol de la Suisse, sont dans des situations qui créent pour elles un climat spécial : bien abritées contre les vents froids, orientées en plein soleil, l'air s'y entretient longtemps dans des conditions favorables de température. Ces avantages, quelque marqués qu'ils soient, n'avancent pas beaucoup l'avénement de la belle saison; surtout quand l'hiver a été froid, il se fait beaucoup attendre. Il vaut mieux, pour toute précaution, que le malade qui quitte, pour le climat continental de l'Allemagne, notre climat tempéré, ne se presse pas de partir trop tôt; il est mieux pour lui d'attendre que la saison se soit prononcée, pour commencer une cure.

Les mêmes recommandations s'appliquent à la durée des séjours. Dans les climats continentaux ou excessifs, l'hiver passe à l'été presque sans l'intermédiaire du printemps; l'été passe également à l'hiver sans l'intermédiaire de l'automne. Il y a souvent des retours d'été pendant l'automne, en général très-beaux dans quelques contrées de l'Allemagne; il faut rarement s'y fier. S'attarder pendant la durée de l'automne est donc tout autant une faute, une erreur de conduite, que se trop presser d'arriver. Dès le déclin de l'été, lorsque les matinées fraîchissent et semblent annoncer l'approche toujours précoce des gelées, il faut songer au départ. Les Allemands qui font des traitements d'eaux minérales ou de petit-lait se hâtent de regagner leurs habitations bien closes de la ville, aux premières menaces de l'hiver. A plus forte raison, les habitants des régions tempérées, ceux de notre pays, doivent-ils les imiter. La vraie saison, celle qui présente toutes les garanties au malade, soit qu'il s'agisse d'une station de la Suisse ou d'une station d'au delà des Alpes, s'étend depuis la fin de la première quinzaine de juin jusqu'au commencement de la seconde quinzaine de septembre. C'est avec prudence qu'on devrait se conduire, si les exigences du traitement ou toute autre cause imposaient la prolongation du séjour.

Outre les conditions climatologiques qui tiennent au pays et à la station, il faut aux malades, et surtout aux organisations gravement atteintes, quelque chose de plus, qui dépend du lieu lui-même et de la manière dont l'établissement est organisé. Ainsi, pour ne citer qu'un exemple pris parmi les malades les plus impressionnables, et qui recourent en plus grand nombre au traitement séro-lacté, les phthisiques ne peuvent se passer de ces commodités de la vie qui épargnent la fatigue, et sont un continuel moyen de protection pour l'organisme en détresse. Peuvent-ils espérer de trouver ces avantages dans les lieux qui sont encore à l'état de développement, et où ils se verraient exposés aux influences directes de l'air lorsqu'ils feraient leur cure matinale? Ils doivent choisir de préférence les stations qui ont acquis une vieille renommée, où les malades accourent, où tout est prévu d'avance pour le bien-être et la satisfaction des clients.

Dans ces établissements, où la population est considérable pendant la saison, il y aurait peut-être quelque chose à craindre pour une certaine classe de malades, l'excès de mouvement et de bruit. A l'exception des établissements les plus rapprochés de nos frontières, cet inconvénient grave n'existe pas en Allemagne. Il règne sur les stations de ce grand pays une sorte de climat moral que nous ne soupçonnons pas, nous qui considérons les eaux minérales moins peut-être comme des lieux de cure que comme des lieux de plaisir. Tout s'y fait sans agitation, sans tumulte, sans cette effervescence qui tient à notre caractère et à nos habitudes, mais que les Allemands ne comprennent pas. J'ai visité Carlsbad, Franzensbad et tant d'autres eaux de premier ordre; j'ai habité Tœplitz, un des établissements les plus fréquentés de tout le continent allemand, et j'ai toujours remarqué combien étaient grands le calme et la paix qui régnaient sur l'atmosphère de ces lieux consacrés au traitement des maladies et au repos de ceux qui souffrent.

DEUXIÈME PARTIE

LA CURE DE RAISIN

(Traubenkur)

Für viele Leser werden wir etwas ganz Neues bringen, und doch ist es etwas ganz Altes.

Pour beaucoup de lecteurs nous donnons ici quelque chose de bien nouveau, et pourtant c'est quelque chose de bien ancien.

Avant-propos de la monographie du docteur Aug. Schulze, intitulée : *Die Weintraubenkur.*

CHAPITRE PREMIER.

LE RAISIN. — SES VARIÉTÉS. — SA COMPOSITION CHIMIQUE. — EFFETS SUR L'ÉCONOMIE, DE SES PRINCIPAUX ÉLÉMENTS.

Depuis les premiers temps de la médecine, le suc du raisin a été mis en usage contre les maladies. Les anciens avaient mieux que nous l'art de se servir, comme moyen thérapeutique, des différentes espèces de vins qui leur étaient connues. Ils employaient le suc du fruit de la vigne à l'état de suc non fermenté ; ils le donnaient en bains au moment de la fermentation ; ils employaient de la même manière, la lie épaisse qui s'en sépare par le repos. Le raisin même, à l'état de fruit mûr, était un médicament aux mains de nos devanciers ; mais, en France du moins, il a depuis longtemps perdu ce dernier privilége; et ce n'est pas sans raison qu'on pourrait adresser à notre pays, la phrase tirée d'une excellente monographie sur le sujet que nous traitons, et qui nous sert d'épigraphe. En Allemagne, où se perdent difficilement les traditions du passé, on est revenu à cette cure renouvelée de la Grèce et de Rome; elle est aujourd'hui en pleine recrudescence dans tous les pays de vignobles du territoire, et on n'ignore plus que c'est avec soin qu'elle a été étudiée.

L'espèce raisin se compose d'un nombre infini de variétés, dont la plupart se distinguent par la forme, la couleur et le goût. Depuis que du pays du jour (*Morgenland*), suivant l'heureuse expression des Allemands, elle a été portée dans la plupart des régions de l'Europe, ses variétés primitives se sont multipliées par la culture, au point qu'il serait même difficile de les classer. La variété Morillon, raisin qui est blanc ou noir, et qu'on nomme Pineau ou Beaunois en Bourgogne, est celle qui est la plus répandue. En Allemagne, elle est représentée par un raisin nommé Acioutat, ou raisin d'Autriche. Au-dessus de cette variété principale, qui a une valeur comme qualité, mais une valeur plus grande comme rendement, se placent les variétés supérieures, comme les muscats, les raisins de Corinthe et les chasselas. Les muscats de France, surtout ceux qui mûrissent au flanc des Pyrénées et sur les bords de la Méditerranée, et d'où l'on tire les vins estimés de Rivesaltes, de Lunel et de Frontignan, ont une saveur sucrée et aromatique qui les fait reconnaître entre les variétés de premier ordre. C'est un raisin à part, et qui se distingue par un goût parfumé quand il est parvenu en pleine maturité. On le trouve en Allemagne; seulement il n'y atteint ni la grosseur de grappe ni le volume de grain qui caractérisent le muscat français; mais il en contient l'arome et en présente la puissance de saccharisation. Le raisin de Corinthe est très-doux, très-sucré, mais moins aromatique. Le chasselas, enfin, est un raisin allemand; on le nomme, sur l'autre rive du Rhin, *Gutedeltrauben*, ce qui veut dire bon et noble raisin. Son centre principal de production en France lui donne une origine non moins noble; on sait que sa culture a été fondée dans les jardins de Fontainebleau. Le chasselas d'Autriche ou des États limitrophes n'a pas cette couleur dorée qui couvre les pellicules des fruits provenant des récoltes de Thomery, par exemple; il en partage les autres qualités. Le docteur Huber, qui a écrit une monographie sur la cure de raisin à Neustadt, dans le Harz, célèbre cette variété comme une des meilleures pour l'usage médical : le muscat a droit aux mêmes avantages.

Il y a un raisin en Allemagne, qui mérite, plus peut-être que le chasselas, le titre de bon et de noble qu'on donne à celui-ci, c'est le raisin dont la Hongrie tire ce vin de Tokai, qui est un des plus estimés de l'Europe. Les collines de ce territoire sont chargées de beaux vignobles, coupés, comme ceux de la Côte-d'Or et du midi de la France, par des arbres fruitiers d'espèces diverses, comme le pêcher, l'abricotier et le cerisier. Bien que les fruits y mûrissent comme dans les contrées méridionales et maritimes du continent, le raisin contient peu de sucre, et la fermentation ne développe dans le vin qu'une faible quantité d'alcool. Les principes qui se trouvent à plus haute dose dans le vin comme dans le fruit, ce sont les composés de phosphore. On attribue à cette condition particulière de composition les qualités vivifiantes et hypersthénisantes sans être excitantes ou chaleureuses, du tokái; elle crée à ce raisin un caractère qui le sépare des autres variétés au point de vue de son emploi médical.

Le lien qui unit dans un rapport commun, le raisin et le petit-lait est celui de la théorie chimique, comme nous l'avons déjà signalé dans le chapitre servant d'introduction. L'un et l'autre de ces deux produits organiques ont, en effet, cela de particulier, qu'ils portent une très-faible quantité de matière azotée, qu'ils peuvent même être considérés comme s'ils n'en portaient pas. Cela rappelé, voici en quoi consiste la composition du suc de raisin. Suivant le docteur Helfft (1), il y a, sur 100 parties, 80 d'eau et 20 de matériaux solides; au nombre de

(1) *Handbuch*, etc., p. 106.

ceux-ci on compte environ 13 p. 100 de sucre, 1 et 1/2 p. 100 d'albumine, 1/2 p. 100 de gomme ou matière gommeuse; enfin, les acides libres, comme l'acide œnanthique, etc., donnent ensemble une proportion qui n'atteint pas 1 p. 100. Il resterait, d'après cela, une quantité d'environ 4 p. 100, représentée par d'autres matériaux d'une grande importance, c'est-à-dire par les sels. D'après une moyenne prise sur deux analyses de Walz, et une autre moyenne prise sur trois analyses de Grasso (1), on trouve ce qui suit :

TABLEAU PROPORTIONNEL

DES PRINCIPES MINÉRALISATEURS DU RAISIN.

ANALYSES sur 100,000 PARTIES.	MOYENNE de WALZ.	MOYENNE de GRASSO.
Acide chlorhydrique.......	3	2,5
Magnésie.................	47	14,0
Chaux....................	107	10
Soude....................	138	4,7
Potasse..................	100	232
Acide phosphorique.......	35	54,4
Acide sulfurique.........	3,5	16
Acide silicique..........	67	6,5
Fer oxydulé..............	32	1
Alumine..................	12	»

On peut voir d'un coup d'œil maintenant par combien de points le petit-lait et le raisin se tou-

(1) Lersch, *Einleitung*, § *Traubenkuren*, p. 1174.

chent et, on pourrait presque dire, se confondent. Ce sont à peu près les mêmes produits qui minéralisent chacun de ces composés organiques. Le docteur Schulze a rendu plus intéressante cette analyse, en étudiant les matériaux du raisin sous un autre point de vue.

Il y a, dit-il (1), dans le fruit de la vigne, comme dans tous les autres fruits, quatre éléments principaux à considérer : la matière fibreuse végétale, le mucilage, le sucre et les acides végétaux. Les qualités alimentaires ou médicales des divers fruits dépendent de la manière dont ces matériaux sont combinés entre eux. Après avoir ainsi posé la question, l'auteur s'applique à l'étude de la constitution du raisin, en négligeant toutefois d'apprécier le rôle qu'y remplissent les principes minéraux. Ceux-ci ont moins de fixité que l'étoffe essentielle du fruit ; s'ils varient, suivant les lieux et suivant les espèces végétales, ils ne font pas moins acte de présence dans la trame des pulpes, et portent leur influence sur l'organisme qui s'en nourrit. Il ne faut pas oublier les qualités du vin de Hongrie, qualités qui ne dépendent pas de l'alcool, mais d'une surélévation dans les composés de phosphore qu'on constate en général dans le raisin de cette partie de l'Allemagne.

En premier lieu, la fibre végétale est analogue à

(1) *Die Weintraubenkur*, etc.

la fibre animale : plus elle occupe de place, et plus elle est résistante dans les fruits, plus difficile elle est à digérer. On sait combien est grande sa ténuité dans le corps même du grain, et combien est mince la pellicule qui le recouvre. La matière fibreuse existe donc à peine dans le raisin de choix, en usage dans les cures : telle qu'elle est, du moins, sa digestion s'opère sans embarras. Le mucilage se trouve presque dans des conditions analogues. Réfractaire à l'acte digestif dans une certaine mesure, il est en lui-même très-peu nourrissant ; il lui faut des mélanges pour acquérir cette dernière propriété. Une alimentation avec des fruits où domine le mucilage, continuée pendant un temps assez prolongé, produirait comme résultat un abaissement remarquable dans les forces musculaires et dans les forces digestives. Pour le raisin, ce n'est pas précisément le cas ; il y a du mucilage, on a la sensation de sa présence, et c'est lui qui donne à la saveur du fruit, ce velouté qui forme une de ses qualités remarquables. Il s'y trouve toutefois dans des proportions qui amoindrissent son action, et les font servir à des effets d'une nature différente.

Le sucre est la matière qui domine comme proportion, et qui domine aussi comme influence. Il se digère avec une extrême facilité ; il est promptement converti en chyle, et donne une très-faible quantité de résidus excrémentiels ; il a pour effet d'élever le pouls, mais non pas d'activer la circulation ; il augmente la masse musculaire, il produit l'embonpoint, mais il diminue la contractilité. Sans aller plus loin dans cette appréciation de l'influence du sucre sur l'économie, on voit assez en quoi et comment il peut être utilisé par la médecine. Toutes les fois qu'une maladie de l'estomac ou du bas-ventre rendra le travail digestif difficile ou impossible, le sucre, sous des formes variées, agira à la fois comme aliment et même comme remède. Faudra-t-il relever des forces épuisées, restaurer un corps amaigri par la maladie, faire arriver à bien une convalescence, le sucre sera toujours le meilleur et parfois l'unique moyen de réussir. Les nombreuses manières de le préparer pour le porter dans l'économie ne se comptent pas. Celle qui est au-dessus de toutes les autres, se réalise dans les fruits sucrés, où l'association de la substance prédominante avec les autres aliments ne peut être imitée par la chimie artificielle. Au nombre des produits de la nature végétale qui présentent ces qualités au plus haut degré, le raisin mérite d'occuper le premier rang.

En dernier lieu se placent les acides végétaux. Ils ne se trouvent dans aucun fruit sans être mélangés, en parfaite union, avec le mucilage, le sucre, la matière colorante, etc. : c'est un tout dont l'association des parties est si complète, que chacune d'elles ne peut en quelque sorte être perçue séparément, si elle ne se distingue entre toutes les autres par une forte prédominance. Ainsi, les acides, à l'état de saveur agréable, se confondent presque avec l'arome dans le goût ; mitigés, ils opèrent comme calmants et comme rafraîchissants dans les maladies aiguës. Sydenham prescrivait pour toute nourriture des pêches cuites, dans le stade fébrile de l'érysipèle et de l'angine. Quand l'acide est surabondant par la qualité propre du fruit, ou parce que le soleil n'a pas assez mûri la pulpe pour y développer la proportion normale du sucre, nous y remédions instinctivement par l'addition du principe qui fait défaut. Que de fois la médecine unit le sucre aux fruits cuits, dans l'alimentation des convalescents ou des malades! C'est plus qu'un moyen médical, c'est une pratique vulgaire; mais, dans les conditions d'acidité modérée, il se produit d'autres effets que des effets tempérants et calmants.

Pour les uns, l'usage des fruits mûrs relâcherait le ventre; pour d'autres, il déterminerait le contraire. Selon le docteur Schulze, la vérité exige une interprétation différente. Il paraîtrait, et en cela cet auteur serait d'accord avec quelques modernes, que sous l'influence du régime des fruits analogues au raisin, ou au raisin lui-même, une sorte d'irritation se produirait dans le canal intestinal au profit de la contractilité musculaire. Cette condition, au lieu de troubler les fonctions de l'estomac et des intestins, les régulariserait dans l'état de trouble, ou les fortifierait dans l'état de faiblesse.

Il y a concordance étroite entre cette explication et celle qui résulterait des influences les plus remarquables observées dans la cure par le fruit de la vigne. Avec une surélévation des proportions de sucre et de mucilage, le système digestif perdra de sa contractilité propre, et l'estomac accomplira moins bien ses fonctions, en même temps que surviendra la diarrhée. Supposez maintenant un état entièrement opposé, c'est-à-dire la surélévation des acides, l'astriction se développera jusqu'aux crampes gastriques ou intestinales. Les fruits, qui par leur composition se rapprochent plus ou moins du raisin, peuvent produire ces effets contraires, suivant la période de leur développement. Trop mûrs, on aura les premiers; trop verts, on verra se manifester les seconds.

D'autres éléments essentiels ne doivent pas être négligés, quelque suprématie que méritent le mucilage, le sucre et les autres végétaux : ce sont les éléments de l'ordre minéral, déjà signalés ici, et dont on connaît les diverses proportions avec leur nomenclature. Le chlorure sodique est un des composés les plus nécessaires à la conservation de l'équilibre dans l'état chimique des humeurs; l'acide sulfurique salifie des bases et produit, par son union avec elles, des effets laxatifs sur l'économie; l'acide phosphorique, en prépondérance relativement aux autres acides, joue un grand rôle dans les qualités du jus de raisin fermenté ou non fermenté, surtout quand les doses franchissent leur limite ordinaire; le fer, enfin, est un reconstituant de premier ordre, dont la présence dans le corps humain importe aux bonnes conditions du sang. Tous ces éléments réunis agissent par un effet d'ensemble, comme dans les eaux minérales. On peut présumer ce qu'il sera, par la connaissance de chacun d'eux pris isolément : on ne peut bien se rendre compte de ce qu'il est, qu'après les épreuves de l'expérience.

CHAPITRE II.

PROPRIÉTÉS GÉNÉRALES.

Si les premiers effets d'un régime de raisin sont à peu près connus de tout le monde, surtout dans les pays de vignobles, où il s'en fait une grande consommation, l'observation s'arrête là. On n'a pas étudié, en France, les effets d'un régime prolongé de raisin à l'état sain comme à l'état malade : cette question a été abandonnée, comme dépourvue d'intérêt, peut-être comme ne pouvant donner de résultat satisfaisant. En Allemagne, on a suivi de tout temps une autre direction : l'attention des observateurs ne s'est pas seulement portée sur les substances classées au nombre des remèdes, pour en étudier avec soin les propriétés ; elle s'est fixée aussi sur les produits qui servent aux usages alimentaires et dont on peut tirer parti, soit comme moyen diététique, soit comme moyen médical. Nous n'exagérons pas dans la différence que nous faisons sous ce rapport entre l'Allemagne et la France. Si l'on veut bien jeter les yeux sur le tableau des aliments plastiques et non plastiques placé précédemment (1), on y découvrira des faits nouveaux pour bien des esprits; et cependant il faut les connaître pour régler avec précision les conditions d'une bonne diète.

Les effets du régime de raisin, continué dans des proportions plus élevées que lorsqu'on en fait usage comme aliment, peuvent être comparés à ceux de médicaments qui agissent d'une manière à faible dose, et agissent d'une autre à doses plus considérables. Sans doute, il y a des ressemblances entre les proportions que nous appellerons alimentaires, et celles que nous signalerons par le nom de médicales; la différence est assez grande pour montrer que, par le changement des doses, l'aliment s'est transformé, et a acquis une valeur thérapeutique. Les observations de la médecine allemande l'auront bientôt montré.

« Le raisin pris à l'état frais, lit-on dans une « *Esquisse de bromatologie et de pomatologie à l'u-* « *sage des malades* (2), améliore et purifie les hu- « meurs, restaure sensiblement les forces, et forme « un agréable moyen de nutrition ; mais il n'est pas « permis de le considérer comme rafraîchissant. « Malgré les acides végétaux, malgré le mucilage et « le sucre, éléments dont le mélange représente en « général cet effet, il porte en lui quelque chose « d'excitant. » L'apparence fait croire aux proprié-

(1) Voy. p. 105.
(2) Par le docteur Wildberg.

tés rafraîchissantes, si on juge les effets au début d'une cure, et si on ne fait usage de ce produit qu'avec beaucoup de modération ; mais pour peu qu'on avance dans un régime de traitement suivi, comme il est prescrit dans les stations, les effets réels et définitifs ne tardent pas à se dessiner.

J'ai pu observer sur moi-même, quelques-unes des propriétés du raisin, pendant une cure d'eaux minérales sulfureuses que je faisais à Baden, station connue, située dans le voisinage de Vienne en Autriche. Après quelques jours d'un régime qui admettait dans l'alimentation quotidienne deux livres de raisin, et souvent plus, j'éprouvai une sorte de facilité dans les mouvements, et de bien-être dans les forces, qui me rendait la fatigue moins pénible, et réagissait favorablement sur les facultés de mon esprit. Ce n'était pas précisément de l'excitation que je ressentais, mais un état qui aurait été cela, s'il s'était caractérisé davantage. Je ne me trouvais pas d'ailleurs placé de manière à bien apprécier si ce résultat correspondait réellement à la cause qui pouvait le produire. Le traitement thermal coïncidait avec la cure frugale, et les effets de l'un se mêlaient à ceux de l'autre. Mais toujours est-il que je me sentais ou croyais me sentir sous une influence que je n'avais pas éprouvée quand je ne suivais que le traitement thermal.

Un tableau développé, et dressé sur les observations des monographes allemands, va donner une idée exacte des phénomènes qui accompagnent et suivent la cure de raisin. Lersch et Schulze nous en ont fourni les principaux traits. Après les premières journées d'une cure bien faite, voici d'abord ce qu'on observe : la circulation s'active, les vaisseaux se distendent, la coloration de la face et de la peau en général, se prononce et un sentiment de bien-être et de force se répand dans l'économie ; les sécrétions augmentent, les excrétions deviennent plus liquides et plus foncées ; il arrive même qu'un flux intestinal plus ou moins abondant se manifeste, mais pour se calmer dans un temps court, sans qu'il soit nécessaire d'interrompre le régime. Après ces premiers effets, on ne tarde pas à constater un changement dans l'état des formes ; les plis de la peau s'effacent peu à peu, et un commencement d'embonpoint accuse un résultat qui ne tarde pas à se caractériser davantage. Lorsqu'une nature épuisée par une maladie antérieure, ou entretenue dans un état anémique par tempérament ou par d'autres causes, se livre à ce régime, elle éprouve tous ces effets. Si c'est un organisme sanguin, chaud, comme disaient les anciens, il éprouve bientôt, ainsi que l'a observé Rhasès (1), de la soif et de la fièvre.

L'engraissement par le raisin mûr est un effet qui n'est ignoré de personne sur les territoires de vignobles. Dès que commence la maturation du rai-

(1) Cité par Lersch, in *Traubenkuren*.

sin, on voit s'abattre sur les vignes des bords de la Méditerranée, depuis les côtes d'Espagne jusqu'aux parages italiens, de nombreuses troupes d'oiseaux maigres, appartenant principalement au genre *turdus*. Ils vivent du grain qu'ils piquent sur les grappes, et au moment des vendanges ils fournissent au fusil du chasseur un gibier extrêmement gras. Les convalescents, les maigres reçoivent à cette époque, qui est un temps de fête dans les campagnes du Midi, ce bon conseil de tout le monde : « Allez aux vignes le matin, et mangez du raisin frais. » Les résultats de ce régime excellent sont toujours favorables. Dans ces pays d'abondance et d'hospitalité, où les fruits de la terre n'ont pas de prix, car ils se donnent pour rien, jusqu'à ce que la spéculation, qui pénètre partout, vienne en priver les pauvres, le propriétaire ne marchande pas le raisin à celui qui ne le peut payer. Aussi la cure s'y pratique en grand, pendant la saison, et les malheureux y puisent un peu de force de résistance à opposer aux dures épreuves de l'hiver. Un de mes amis, médecin distingué, le docteur Cardona, attaché à la famille royale d'Espagne, m'a raconté qu'il avait pu faire souvent les mêmes observations, pendant qu'il pratiquait la médecine à Olios, dans la province de Tolède, et au milieu des vignobles qui fournissent un vin analogue au Val de Penas. Pour préserver les vignes de visites trop indiscrètes, les propriétaires de ce pays y placent, dès que le raisin commence à mûrir, des gardiens tirés, en général, de la classe la plus malheureuse : ceux-ci n'en sortent pas, jusqu'au jour des vendanges. Ils y vivent du peu de pain qu'on leur apporte ; le reste de la nourriture se compose à peu près du fruit qu'ils ont sous la main. Ils descendent des coteaux dépouillés, hauts en couleur, le pouls plein, en possession de leurs forces, et dotés d'un embonpoint raisonnable.

Cependant, il ne faut pas croire que cet engraissement se développe outre mesure. Dès que le corps a acquis cette condition qui résulte d'une bonne assimilation, l'état reste stationnaire, l'équilibre se maintient sous l'influence d'autres effets, qui se continuent pendant toute la durée du régime, c'est-à-dire le relâchement modéré du ventre, et l'augmentation relative des sécrétions.

L'impulsion donnée au mouvement circulatoire, jointe à l'élévation des qualités vitales du sang, produit de nouveaux phénomènes plus remarquables encore : on observe des palpitations au cœur, des hémorrhagies nasales plus ou moins abondantes, et même des hémoptysies. Celles-ci s'annoncent par des accès de toux, qui disparaissent peu à peu, mais qui persistent longtemps, surtout si les hémoptysies se renouvellent. Quand la toux existe déjà, sous l'influence d'un état pathologique des bronches ou des organes respiratoires, elle augmente en fréquence et en intensité. Malgré cet inconvénient, le traitement par le raisin est prescrit contre les maladies pulmonaires chroniques, et en particulier contre la phthisie tuberculeuse. Il paraît qu'il ne faut pas tenir trop grand compte de cette exaltation d'un des symptômes les plus épuisants pour un malade déjà usé par le travail chronique d'une affection aussi grave. La toux finit par se calmer, en imposant des précautions auxiliaires, ou en modérant le régime suivi.

Ce qui domine dans les propriétés décrites par Lersch, d'après le travail de pharmacodynamie de Falk (1), c'est la transformation profonde que subit le sang. La circulation dont l'activité serait affaiblie, le sang qui aurait perdu de ses qualités vitales par lesquelles les organes reçoivent ce qu'il leur faut pour rester sains et remplir régulièrement leurs fonctions, retrouvent ce qu'il leur manquait après une période qui n'est jamais bien longue. A quoi faut-il attribuer ces effets? ils ont quelque analogie avec ceux que produit le petit-lait qui régénère aussi le fluide circulatoire, mais ils procèdent d'une autre manière, et surtout en déterminant des résultats différents. Le sucre est en plus grande quantité dans le raisin que dans le lait. Malgré la presque identité chimique de la matière sucrée dans l'un comme dans l'autre de ces produits organiques, celle qui appartient au premier

(1) *Handbuch der diätetischen Heilmittellehre*, 1850.

ne transporte-t-elle pas dans le sang quelque chose de cette fermentation alcoolique que le sucre de lait ne développe jamais dans le second? Ceci n'est qu'une hypothèse hasardée dans une monographie d'un auteur allemand; elle méritait d'être rapportée, et nous la rappellerons plus d'une fois dans le cours de ce travail.

CHAPITRE III.

EFFETS DANS LES MALADIES. — AFFECTIONS GASTRO-INTESTINALES. — DIARRHÉES GRAVES. — DYSPEPSIES. PLÉTHORE ABDOMINALE. — HYDROPISIES. MALADIES DU FOIE ET JAUNISSES. — HYPOCHONDRIE. — HÉMORRHOÏDES. TUBERCULOSE ET PHTHISIE PULMONAIRE. — AFFECTIONS DU COEUR. — RÉSUMÉ.

Nous devons rappeler ici, avec plus d'insistance que partout ailleurs, la théorie adoptée en Allemagne, sur la manière dont se produisent les effets du petit-lait dans l'économie, parce que la même théorie sert à expliquer les effets du raisin. L'azote est représenté en faible quantité, dans l'un comme dans l'autre de ces deux produits organiques. Si on les compare, ainsi que nous l'avons fait en rapportant, dans l'*Introduction*, le parallèle de Lersch, on voit aussitôt qu'ils se distinguent par des conditions de composition analogues, sauf des différences qui, loin d'être fondamentales, ne présentent qu'une médiocre importance : on peut dire que ce que le petit-lait contient d'essentiel, se retrouve, sous une forme ou sous une autre, dans le raisin. Ce rapprochement paraît forcé : quelle analogie peut-il y avoir entre cette liqueur séreuse qui n'est elle-même qu'une partie, et la partie la moins importante, en apparence, du lait, et ce fruit qui, à la suite de métamorphoses chimiques, devient une liqueur caractérisée principalement par la présence de l'alcool? A ce point de vue, il est vrai, ces deux produits seraient séparés par des contrastes. Il faut considérer le petit-lait, comme nous l'obtenons, le raisin tel que nous le récoltons, avec leurs sucres qui sont analogues, comme le disent Liebig et tous les chimistes, avec leurs sels qui le sont aussi; et alors, loin de s'étonner des ressemblances, on les acceptera avec les conséquences qu'elles comportent. Le raisin est donc, comme le professent les monographes et même les balnéographes les plus importants de l'Allemagne, un produit non azoté ou faiblement azoté au même titre que le petit-lait. Malgré cette concordance, s'ils ont des effets communs, ils diffèrent essentiellement par d'autres. On l'a déjà vu dans le chapitre précédent; la démonstration se continuera dans celui-ci.

Chacun de ces produits, le petit-lait et le raisin, a une action thérapeutique qui domine toutes les autres. La vertu capitale du petit-lait paraît s'exercer sur plusieurs maladies, particulièrement sur la pléthore abdominale, la phthisie pulmonaire ou la tuberculose en général. La vertu capitale du raisin s'exerce sur une seule maladie de la manière la plus éclatante; cette maladie, c'est la diarrhée (*Ruhr*), et même la diarrhée la plus grave, celle qui sévit sous forme épidémique et qui peut entraîner la mort. Le même moyen produirait-il des effets analogues sur la dyssenterie (*Rothe Ruhr*)? La question n'est même pas posée par les monographes qui énumèrent avec le plus grand soin les diverses maladies du ressort de cette cure. Cette vertu capitale du raisin se manifeste justement, mais de la manière la plus caractéristique, sur la diarrhée ou les flux diarrhéïques, dans l'état aigu comme dans l'état chronique, dans les conditions où il y a gravité, comme dans celles où il n'y a pas de danger à craindre. Voici des faits qui confirment cette opinion.

D'après le docteur Aug. Schulze, Pringle aurait le premier, fixé l'attention sur cette question intéressante. Suivant le médecin anglais, en effet, d'autres fruits peuvent produire des résultats analogues, mais dans les diarrhées d'automne, celles même qui sévissent dans les camps sous forme épidémique, aucun fruit ne vaudrait celui de la vigne. La diarrhée, raconte Tissot, décimait un régiment suisse, en garnison dans une ville du midi de la France; on fit dresser son campement dans une vigne en pleine fructification, et les soldats bien portants ou malades ne s'y nourrirent que de raisin. Dès ce moment, non-seulement la mortalité cessa, mais on n'eut plus de nouveaux cas à constater. Zimmermann cite, d'après le docteur Keller, une observation non moins concluante. Un enfant du premier âge avait, depuis huit jours, une diarrhée contre laquelle tous les moyens les plus en faveur avaient complétement échoué ; des convulsions avaient eu lieu, et tout le monde croyait à sa fin. Ce médecin prescrivit le raisin, presque en désespoir de cause; l'enfant en mangea deux grappes et la nuit fut tranquille; on augmenta tous les jours la dose du nouveau remède; et au bout d'une semaine, il en avait beaucoup pris, et il se trouvait complétement guéri. Le docteur Schulze raconte avec détail (1) ces faits réunis à bien d'autres.

La plupart des diarrhées échappent sans doute à ce traitement, car la saison du raisin, qui n'est jamais bien longue, n'offre pas aux malades un de ces remèdes permanents qui sont à leur disposition pendant tout le cours de l'année. La cure par ce fruit serait très-favorable à ces diarrhées chroniques qui survivent à des affections intestinales et que renouvelle le moindre écart de régime; elle le serait surtout à ces diarrhées de tempérament, si nous pouvons nous exprimer ainsi, qui se perpétuent par défaut d'action ou à la suite d'un état névralgique du tube intestinal. Les hommes livrés aux travaux de l'esprit, qui, tout entiers à leurs occupations, se privent d'un exercice salutaire, souffrent beaucoup en général des organes du bas-ventre, soit qu'ils portent des hémorrhoïdes, soit que leurs mauvaises digestions les abandonnent à une al-

(1) *Ouv. cit.*, chapitre intitulé : *Weinbeeren als ein Mittel wider die Ruhr*, p. 12 et suiv.

ternative fâcheuse de constipation et de dévoiement. Le petit-lait, ainsi que nous l'avons dit en son lieu, est un moyen d'ordre dans des cas très-nombreux chez les personnes qui vivent par le cerveau ; il en est de même du raisin dont l'action s'opère avec plus de promptitude et d'énergie, et qui a surtout pour effet de ranimer la vitalité physiologique où elle est déprimée. Il arrive souvent que pendant une cure d'eaux minérales, des diarrhées surviennent, flux abondant et quelquefois douloureux, qui obligent à suspendre le traitement. Le raisin dans ces occasions rend de grands services, il fait même ce qu'on n'a pu obtenir par une diète sévère ou par des moyens appropriés. Le docteur Hubert rapporte dans sa monographie déjà citée, sur les cures de raisin à Neustadt dans le Harz, qu'une diarrhée incoercible survenue à la suite d'un traitement par les eaux minérales de Kissingen, céda sous l'influence d'un régime par ce produit organique.

Les différentes maladies qui ont pour siége les organes renfermés dans la cavité abdominale, sont pour la plupart du ressort des cures de raisin. Le docteur Schulze divise, en trois classes, celles auxquelles ce traitement peut être favorable. La première comprend les maladies qui ont leur point de départ dans la lésion d'un des organes importants de l'appareil digestif et génito-urinaire, comme le foie, la rate, le pancréas, l'estomac lui-même, les intestins et les reins; la seconde renferme les maladies qui ont pour cause un embarras dans la circulation, une pléthore locale dans un organe circonscrit ou une pléthore abdominale ; la troisième a pour objet toutes les maladies qui se rattachent à un trouble du système nerveux de cette partie de l'organisme.

Pour parler seulement de la pléthore abdominale que la cure de raisin combat avec succès, d'après l'opinion de tous les monographes qui ont traité cette matière intéressante, voilà déjà une propriété analogue à celle qui, avec tant de raison et depuis tant de siècles, est attribuée au petit-lait. Sans doute, le phénomène ne procède pas de la même manière, par les deux produits. Le petit-lait s'adresse surtout aux sécrétions intestinales qu'il augmente ; car il dégage les viscères du trop-plein qui gêne leurs fonctions, et le travail digestif se fait avec liberté. Le raisin agit un peu comme cela, mais il a de plus sur la circulation une action vive, qui ne permet pas au sang de stationner dans les organes.

Les trois divisions de cette classification empiètent l'une sur l'autre, et il serait difficile de trouver entre elles une ligne de démarcation qui marquât nettement leurs différences. Aussi ne les adopterons-nous pas dans l'analyse que nous allons faire des effets des cures de raisin dans les maladies ; il vaut mieux, ce nous semble, procéder par système d'organes.

En commençant par le foie, on sait que c'est

l'appareil où les congestions s'établissent le plus facilement; pour peu qu'il y ait stase de sang dans l'organe, la fonction en est altérée; si cet engorgement est plus considérable, il en résulte des effets plus ou moins graves sur la digestion, et des effets généraux, dont le plus visible se traduit par la coloration de l'enveloppe cutanée. Lorsque la maladie ne présente aucun caractère d'acuïté, qu'aucun état inflammatoire n'y est constaté, à l'exception tout au plus d'une inflammation subaiguë, la cure de raisin est un moyen qui peut rendre des services : ainsi, la jaunisse proprement dite est du ressort de ce traitement, qui rétablit l'ordre dans les selles, régularise et facilite les digestions, et dépouille finalement l'enveloppe cutanée, de la coloration pathologique qui la couvrait. Le succès peut n'être ni prompt ni complet : en ce cas, on n'a pas à se borner à un seul moyen d'action. Nous dirons, quand le moment sera venu, que les eaux minérales servent les cures de raisin, comme elles servent les cures de petit-lait : ce sont les auxiliaires qui méritent la préférence sur tous ceux qu'offre notre exubérante thérapeutique. Les coliques biliaires, dont la cause immédiate tient à un obstacle matériel, mais qui se rattachent primitivement à une altération chimique de la bile, trouvent encore un bon moyen de traitement dans la même cure. Nous n'avons pas besoin de dire, et cependant nous croyons devoir le rappeler encore une fois, que nous reproduisons fidèlement les idées des docteurs Lersch, Schulze, et d'autres balnéographes ou monographes, sans y ajouter autre chose que des développements et des explications.

Nous voici revenu à cette hypochondrie dont nous avons parlé avec beaucoup de détail, dans le chapitre qui traite des effets du petit-lait dans les maladies. La même question se présente, et il ne nous est pas permis de la résoudre différemment. Le raisin, pris comme moyen de cure, produit aussi d'excellents effets dans l'hypochondrie, lorsque cette névrose est moins cérébrale qu'abdominale ; mais il est indiqué dans des conditions qu'il ne faut pas confondre avec celles qui dictent les indications du petit-lait. Le raisin vitalise rapidement le sang, et exerce une action assez vive sur l'appareil cérébral ; il ne convient donc pas aux organismes où le sang abonde, aux tempéraments d'éréthisme et d'hyperhémie cérébrale. Son influence est efficace, au contraire, chez les hypochondriaques avec torpeur intellectuelle, pouls misérable ou lent, coloration jaune ou terreuse de la face, fond de tempérament lymphatique ou bilieux. On n'a pas oublié que le petit-lait exerce de bons effets dans des états presque entièrement opposés.

Le docteur Schulze réunit dans un seul chapitre les maladies d'estomac susceptibles d'être guéries par le raisin : c'est l'inflammation, l'hypersécrétion du suc gastrique ou la gastrorrhée, et en troisième lieu les crampes et aussi les dyspepsies, dont celles-là ne sont souvent que l'exagération. La gastrite de Broussais est à peu près disparue de la foule des maladies qui affligent l'espèce humaine. Malgré les atteintes que les préparations culinaires les plus exaltées ou les aliments les plus impurs font subir chaque jour aux estomacs, il est presque besoin de la lanterne du philosophe pour trouver cette inflammation franche, comme on la décrivait autrefois. On ne peut pas cependant en nier l'existence, et il faut bien avouer l'inflammation, quand il y a sentiment de brûlure dans l'organe, douleur insupportable à la pression, et impossibilité de recevoir même un liquide. Contre cet état, rien ne peut se donner à l'intérieur ; il ne s'agit donc pas encore du raisin et de son intervention : mais lorsque cette révolte est calmée par des moyens énergiques, pourquoi ne l'emploierait-on pas ; pourquoi n'y aurait-on pas recours? On continue à donner des préparations pharmaceutiques, dit le même auteur, le docteur Schulze : on donne tout au moins de l'eau et du sucre ; pourquoi n'aurait-on pas recours au fruit en général, à celui surtout qu'il préconise, et qui a fourni par trois fois des résultats favorables entre ses mains? Il faut nous empresser d'ajouter que cette médication n'est pas méconnue en France, qu'on y sait que le raisin est un excellent moyen d'action dans les convalescences gastriques ; seulement l'attention n'est pas fixée sur les avantages de l'emploi des moyens simples : on préfère s'égarer, comme nous l'avons dit bien des fois, dans les complications de la pharmacie.

Les capillaires sous-muqueux de l'estomac peuvent contracter un état de plénitude, d'engorgement, qui favorise une sécrétion plus ou moins abondante du suc gastrique, jusqu'au point d'entretenir la gastrorrhée ; l'estomac en est réduit à l'impuissance digestive, et la maladie peut se terminer par un ramollissement. Quand les premiers symptômes s'accompagnent de fièvre et d'autres signes généraux, l'affection est une fièvre gastrique. Pour ne parler que de la gastrorrhée par indolence de la circulation capillaire, et de la destruction par ramollissement qui s'opère sur les parois de l'organe, on sait quel est en France le seul moyen de traitement mis en usage ; il est dû au professeur Cruveilhier, qui prescrit l'emploi du lait pour tout régime, et, comme véhicule, de la magnésie décarbonatée qui est donnée comme absorbant. Puisqu'on administre le lait avec succès dans ces graves états pathologiques, pourquoi ne finirait-on pas par essayer du petit-lait ; pourquoi n'en obtiendrait-on pas de bons effets, comme par le lait lui-même ? Par la même raison, et avec plus de raison peut-être, pourquoi n'emploierait-on pas le raisin ? Les monographes de cette cure le recommandent dans les cas de ce genre, comme si l'expérience les avait largement confirmés dans leur opinion.

Nous voici parvenu à ces dyspepsies, à ces impuissances digestives causées, soit par une faiblesse musculaire de l'estomac, à la suite d'un usage trop brutal ou mal entendu de ses forces, soit par une perturbation nerveuse, d'origine ganglionnaire, ou localisée dans l'organe lui-même. Ces maladies sont les plus intéressantes à un certain point de vue, parce qu'elles sont les plus communes; elles ne tuent pas, mais elles rendent la vie pénible, et attristent le caractère, qui prend à la longue une teinte d'hypochondrie. Cet état se combine avec tous les symptômes passagers de surexcitation nerveuse qui se produisent quand l'innervation est troublée : de là les spasmes, les crampes sous l'influence de l'aliment le plus digestible, d'une fatigue légère, d'une émotion. Le raisin, qui passe si facilement, qui a une action si particulière sur le sang et, par suite, sur le système nerveux, est le véritable pacificateur de ces désordres, contre lesquels échouent si souvent les agents thérapeutiques le plus en faveur. A ces dyspeptiques, âmes en peine, envahies par une tristesse permanente, et qui ne savent comment trouver un remède à leurs maux, on peut prescrire avec assurance une cure de raisin. Fréquemment ils en reviendront guéris; toujours ils s'en trouveront soulagés.

Un auteur, l'une des gloires de notre médecine française, a publié, pour clore dignement sa vie, un ouvrage qui est en même temps un acte de charité envers les malheureux dyspeptiques (1). Dans le chapitre sur les *dyspepsies d'intensité moyenne, mais de longue durée*, le professeur Chomel s'étend, en les recommandant, sur les moyens dont la nouveauté, la singularité ou le nom frappent l'imagination. Il pense qu'ils produisent par anticipation, de bons effets, par la disposition favorable qu'ils font naître dans l'esprit, et qui réagit sur l'organisme. Quand, à ces qualités de singularité et de nouveauté, il s'en ajoute de médicales, n'est-il pas permis de compter sur de favorables résultats? Le professeur Chomel ne partage pas entièrement une opinion aussi encourageante; mais il s'exprime sur ces cures extra-médicales de manière à les faire considérer comme des moyens possibles de succès. L'analyse la plus exacte ne vaut pas le texte lui-même.

« Ainsi, vers la fin de l'hiver, dit l'auteur (2), le « lait (encore une concordance entre l'emploi mé- « dical du lait et du raisin) qui sera le produit des « herbes nouvelles, et dont il est facile d'exalter la « qualité, les sucs d'herbes chicoracées ou autres, « à l'époque où elles auront acquis toutes leurs ver- « tus; les fruits rouges du printemps ou *le raisin* « *d'automne* pris en quantité déterminée, cueillis par « les malades eux-mêmes, couverts de la rosée du « matin, deviennent, aux yeux de quelques-uns, un

(1) *Des dyspepsies*, Paris, 1857.
(2) P. 234 et suiv.

« remède puissant. Le temps qui doit s'écouler en-
« tre le moment où ces moyens leur sont conseil-
« lés et celui où ils pourront en faire usage, aug-
« mente de beaucoup le prix qu'ils y attachent, et
« n'est pas temps perdu, surtout, lorsque parmi
« leurs connaissances, ces malades en trouvent quel-
« ques-unes qui en ont éprouvé de bons effets, ou
« qui ont entendu parler de guérisons obtenues de
« cette façon et dont elles exaltent les merveilles.
« Du reste, ces sortes de cures, *celle des raisins en*
« *particulier, si célèbre et si usitée au delà du Rhin ;*
« la cure des fruits rouges et du lait vernal, des
« sucs d'herbes printanières, ne sont pas sans ef-
« fet sur les organes digestifs, surtout quand elles
« sont secondées, appuyées par l'occurrence simul-
« tanée de ces grandes règles hygiéniques que nous
« avons signalées. Mais il faut reconnaître aussi que
« dans la forme hypochondriaque de la dyspepsie,
« elles constituent surtout un moyen puissant d'agir
« sur le moral abattu de certains sujets, de relever
« leur espérance et de rendre au système nerveux,
« à l'appareil digestif, à l'organisme tout entier,
« une énergie qu'ils avaient perdue depuis long-
« temps. Ce même ordre de moyens n'est pas non
« plus sans utilité dans les dyspepsies, soit à raison
« de l'influence morale qu'il exerce, soit par l'in-
« fluence physique des eaux sur l'estomac. »

L'extravasation du sang dans la cavité gastrique peut avoir lieu à la suite de plusieurs de ces maladies qui ont cet organe pour siége, ou pendant leur durée. Valleix rapporte les faits d'hématémèse à deux causes principales, à une exhalation de sang sans lésion appréciable des tissus de l'estomac, et à des hémorrhagies par ulcération ou érosion (1). L'exhalation peut se produire à la suite d'une violence extérieure, de la distension des vaisseaux sous-muqueux, d'un transport de sang après une suppression de menstrues, d'un état chimique de la liqueur elle-même ; l'hémorrhagie placée en seconde ligne est la conséquence des ulcérations qui creusent dans la substance même de l'estomac. Dans le premier cas, le traitement de raisin peut rendre de grands services; après une violence extérieure qui aura froissé brutalement les parois de l'organe, il peut lui redonner rapidement les bonnes conditions d'autrefois. S'il s'agit d'un état chimique du sang, on sait que le raisin exerce une influence sur lui ; s'il faut en faire remonter la cause à une plénitude de vaisseaux entretenue par faiblesse musculaire, un bain de cette liqueur organique, répété plusieurs fois par jour, doit donner d'excellents résultats sans parler des effets généraux qu'ils amènent. Dans le dernier cas, le raisin est impuissant sans doute; comment pourrait-il arrêter les progrès d'une ulcération entretenue par une cause au-dessus des efforts de l'art, comme le cancer, par exemple? As-

(1) *Guide du médecin praticien*, art. HÉMATÉMÈSE.

sûrement, on ne doit pas compter sur un pareil traitement, en présence d'une semblable maladie. Mais ce qui ne guérit pas un désordre aussi grave, peut en retarder la marche, peut calmer les souffrances qui l'accompagnent, peut rendre moins difficiles des digestions qui deviennent de jour en jour un douloureux et pénible travail. On n'aurait jamais à craindre d'inconvénient en employant le raisin dans de pareilles conditions ; on devrait plutôt s'attendre à des avantages.

Ce qui s'applique aux maladies de l'estomac, s'applique également à celles du tube intestinal. Cette partie du système digestif est accessible aux mêmes causes et en général aux mêmes effets. Elle présente des hypersécrétions, des dyspepsies, des hémorrhagies, etc. ; elle est de plus sujette à un flux sanguin de nature très-incommode qui porte le nom d'hémorrhoïdes, et est une cause sans cesse renouvelée de douleurs vives au siége du mal, et même de complications plus fâcheuses. Les hémorrhoïdes proviennent de causes variées, elles peuvent être la conséquence d'un vice de composition dans l'état du sang, d'un défaut de contractilité dans les capillaires, d'habitudes d'existence qui engendrent la pléthore des organes placés dans la région inférieure de l'abdomen : ces causes sont le plus souvent dans la dépendance les unes des autres. La cure par le raisin correspond à tous les effets qu'on doit se proposer de produire, pour modérer l'écoulement hémorrhoïdaire ou pour le guérir. Le raisin porte une influence régénérante sur l'état du sang, il dissout les pléthores en activant la circulation des humeurs, il facilite le retour de la contractilité des tissus. Une cure largement faite avec le raisin doit inévitablement amener une amélioration notable, et peut-être mettre un terme à la maladie. L'amélioration est certaine, car avec la disparition ou la diminution de la pléthore, il doit s'ensuivre un changement favorable dans le flux plus ou moins abondant qui se produit. Aussi les monographes recommandent-ils avec raison ce mode de traitement, en promettant de bons résultats comme conséquence certaine.

La raison de notre insistance au sujet de ce mal, ou pour mieux dire, de cet inconvénient qui n'est pas grave en apparence, se comprend de reste, et nous pourrions même éviter de nous expliquer encore à ce sujet. Cependant, il nous semble préférable d'y revenir de nouveau. Les hémorrhoïdes affligent surtout les hommes de travail sédentaire, les occupés de l'esprit qui, après avoir franchi les années de la jeunesse, passent la plus grande partie de leur temps dans leur cabinet d'étude, le livre ou la plume à la main. Elles sont l'effet nécessaire de la vie assise, de cette existence de fauteuil qui impose l'inertie aux organes du mouvement, pour abandonner à toute la liberté de son expansion, l'activité cérébrale.

Cet état pathologique, une fois développé, ne se

borne pas à un flux hémorrhagique intermittent qui revient après des périodes plus ou moins longues. Il s'y joint des effets qui exercent une action très-marquée sur l'innervation cérébrale. La facile irritabilité qu'on observe si souvent chez les hommes livrés aux travaux intellectuels a sa raison d'être dans cette sorte de maladie. Pour les délivrer de cette tyrannie douloureuse, on peut employer avec succès, le traitement que nous venons d'indiquer. Mais, il faut lui joindre le mouvement, qui soustrait l'homme laborieux, et laborieux par le cerveau, à la tension d'esprit à laquelle il s'est livré sans repos ni trêve. Quoi de plus propre à l'exercice et au changement d'impressions, que les stations où se font les cures, soit de petit-lait, soit de raisin ? Les eaux minérales ne sont pas toujours situées dans des lieux pittoresques, riches en motifs de promenades. Les cures dont il s'agit appartiennent, sans exception, aux pays de montagnes ou aux pays de côteaux. On est sûr de s'y trouver au milieu de campagnes accidentées où tout provoque à l'exercice, et où généralement l'air est pur.

Les auteurs qui ont écrit sur la cure de raisin signalent aussi ses bons effets dans les engorgements de la rate, si difficiles à dissoudre, qui proviennent de fièvres intermittentes. Il y a en Allemagne une eau minérale qu'on estime entre toutes pour opérer ces résultats : c'est l'eau de Rohitsch, en Styrie, classée par le docteur J. Seegen dans les eaux alcalino-salines (*Alkalisch-salinische Mineralquellen*) (1); elle contient aussi du fer à l'état de carbonate de fer oxydulé. Sa clientèle pour les engorgements de la rate vient presque tout entière de la Hongrie, où il y a des lacs et des marécages assez nombreux pour frapper sur sa population un large tribut de fièvres d'accès. L'eau de Rohitsch est purgative et puissamment éliminatrice; la présence du fer lui imprime des qualités reconstituantes. Ainsi, ce n'est pas seulement par ses effets les plus connus qu'elle agit, mais par les changements qu'elle opère dans l'état du sang. Les choses se passent de la même manière, jusqu'à un certain point, dans le traitement des engorgements de la rate par le raisin. Ce fruit est un délayant. C'est au moins la propriété qui se dessine au début de la cure. Comme l'eau styrienne, il contient aussi du fer; par ses principes sucrés, il donne lieu dans l'organisme à des métamorphoses qui, en y comprenant l'oxyde métallique, portent leur influence sur le sang. L'expérience n'a pas seule prouvé aux différents auteurs, l'utilité du raisin contre les engorgements de la rate; on voit que c'est encore une propriété qui trouve son explication.

Le moyen médical qui augmente ou améliore les sécrétions naturelles, qualité qui est accordée au raisin, doit diminuer et même supprimer les sécré-

(1) *Compendium der Heilquellenlehre.*

tions pathologiques. Le raisin pris comme cure peut-il produire dans l'hydropisie ascite des effets favorables? Les anciens le croyaient, non pour le raisin, mais pour la liqueur fermentée. Celse recommande le vin dans son chapitre sur l'hydropisie (1). J'ai vu, pour ma part, un fait assez curieux, non pas par le vin, mais par l'eau-de-vie, ce qui est plus encore que le vin poussé jusqu'à sa plus haute puissance. Une Autrichienne, ancienne femme de soldat et ayant beaucoup vécu dans les camps, était affectée d'une ascite qu'on évacuait par des ponctions quand le moment était venu, et qui se renouvelait toujours, sans autre inconvénient que le retour plus ou moins fréquent de l'opération. Le seul moyen qui en ajournât la nécessité, c'était l'usage de l'eau-de-vie employée en frictions abdominales, et surtout en larges libations fréquemment répétées dans la journée. Elle est souvent venue me demander de l'esprit-de-vin pour le faire servir au même usage. On la rencontre quelquefois encore allant de château en château pour y recueillir quelques aumônes, et son ventre, désormais à l'abri des ponctions, garde des proportions modérées. J'ai ouï parler de la guérison d'une ascite par le raisin et par la succussion. Le malade montait à cheval bien approvisionné du remède, et il faisait sa cure tout en parcourant de grands espaces au galop. Ainsi,

(1) Vinum bonum utile est austerum sed quàm tenuissimum. *Celsi de medicinâ*, c. XXI, p. 168. Édit. Cominienne de Padoue.

voilà la matière du raisin, depuis l'état frais jusqu'à l'état de vin, et même jusqu'à celui de concentration alcoolique, qui détermine des effets importants dans l'hydropisie de la séreuse abdominale. Jusqu'à quel point cette influence peut-elle être rapprochée d'une influence analogue constatée par la cure de petit-lait? Évidemment les changements opérés dans les conditions chimiques du sang jouent le premier rôle, et il faut remonter à cette cause pour trouver aux phénomènes dont il est permis de se rendre compte, une raisonnable explication.

Il n'y a pas plus à admettre la forme incendiaire de la cure par l'eau-de-vie, qui se rapporte à un cas placé hors de la règle commune, qu'il n'y a à recommander un violent exercice comme moyen auxiliaire de traitement. Il faut s'en tenir au raisin purement et simplement, comme le recommandent les monographes, et se livrer en même temps à un exercice modéré qui ne porte pas le trouble dans l'organisme, mais, aide avec ordre et modération le travail intime qui s'y produit. Il ne s'agit pas, en effet, excepté dans des circonstances rares, de procéder par la violence. Les moyens perturbateurs sont féconds en accidents et appellent moins la logique que les hasards au secours de l'art en détresse. Le sang et les humeurs circulent mieux, l'absorption s'opère avec plus d'ordre quand l'impulsion est mesurée que lorsqu'elle se fait par secousses. Il est presque inutile de faire observer que le même traitement s'étend aux hydropisies accumulées dans les séreuses, comme l'ascite, qui ont pour siége d'autres régions du corps.

La cure de raisin s'applique aussi à des maladies du système sexuel chez la femme. Il y a des engorgements de la matrice, et qui sont des pléthores locales qu'il faut dissoudre; il s'observe fréquemment des sécrétions pathologiques qui se continuent dans les mêmes conditions, ou s'aggravent plus ou moins rapidement, malgré tous les efforts employés pour les faire disparaître; il se développe une sorte de constitution chlorotique, cause en effet de ces écoulements; il se manifeste enfin, des névropathies hystériformes qui dépendent directement de l'état pathologique du système sexuel. La cause principale de ces diverses formes de maladies qui ont la même région pour siége, qui restent localisées ou deviennent générales, se rattache à l'habitation des grandes villes, où l'air est malsain et où de nombreuses influences corroborent ces mauvais effets. Les voyages, c'est-à-dire l'éloignement des lieux où la maladie s'est développée, sont un excellent moyen préliminaire pour préparer la guérison. Les eaux minérales appropriées sont des remèdes très-efficaces dans ces circonstances. Mais, si le succès n'est pas complet et qu'on éprouve le besoin de le consolider à la venue de l'automne, il n'y a rien de mieux à employer que la cure de raisin. Nous l'avons dit souvent, elle s'adresse au sang dont elle améliore profondément les conditions; elle le vitalise. N'est-ce pas une vitalité qu'il faut lui donner et qu'il réclame chez ces femmes victimes des habitudes despotiques du monde, où elles dépensent tout ce qu'il y a de force native dans leur frêle organisation?

On observe encore chez la femme un état de pléthore qui est fécond en souffrances et même en dangers; c'est celui qui se manifeste à l'entrée de la période climatérique. Il ne cesse que lorsque le sang s'est mis en harmonie, dans ses proportions comme dans ses qualités, avec les nouvelles conditions physiologiques de la seconde existence qui s'ouvre devant elle. Le raisin exerce une influence favorable sur les désordres qui se rattachent à cette cause, soit qu'il agisse comme dérivatif, soit qu'il combatte l'état fluxionnaire, soit qu'il modifie la composition du sang: cette cure est recommandée par Helfft (1).

Nous abordons de nouveau maintenant, cette phthisie tuberculeuse dont nous avons déjà longuement traité à propos du petit-lait, et à laquelle le raisin offre aussi un moyen de cure. Ce fruit est, comme le petit-lait, un remède antidyscrasique. Il ne s'adresse pas seulement à un symptôme; son influence est plus profonde, elle s'étend, on le sait déjà, à la masse du sang; elle va jusqu'où se forme la cause première par laquelle la matière des tu-

(1) *Ouv. cit.*, p. 381.

bercules est portée par la circulation dans le parenchyme pulmonaire. Le raisin introduit dans le sang les qualités chimiques qui le rapprochent de la constitution du petit-lait. Il est peu azoté; s'il a plus de sucre que le sérum, il contient à peu près les mêmes sels, et à des doses qui ne sont pas très-différentes. Il est alors apte à produire des effets analogues, et, si on admet l'action favorable du petit-lait dans la phthisie, et particulièrement dans celle qui paraît se rattacher à la dyscrasie scrofuleuse, il faut admettre qu'il doit en être de même du raisin.

Dans l'état physiologique, l'usage de ce fruit, à dose élevée, vitalise le sang, au point de déterminer des hémorrhagies actives. C'est constaté par les observateurs, et nous avons rapporté ce phénomène. Cette effervescence se lie naturellement à un changement profond opéré dans l'état du sang, qui ne peut se confondre, malgré les analogies chimiques, avec les changements opérés dans le même liquide par l'emploi médical du petit-lait. Dans la cure de raisin, il se passe quelque chose de plus. Ses effets semblent emprunter quelque analogie à ceux qui se manifestent pendant l'acte de la fermentation alcoolique. Cela tient-il à la différence des doses des sucres, plus élevées dans le raisin que dans la liqueur séro-lactée? Pourrait-on l'attribuer, avec plus de raison, à la différence qui sépare ces principes, malgré les analogies étroites que, d'après

Liebig, ils présentent entre eux? Quoi qu'il en soit, le raisin est signalé comme un bon moyen d'action contre la tuberculose. Est-il placé, sous ce rapport, au niveau du petit-lait? La suite répondra à cette question.

Helfft classe le raisin comme le petit-lait dans la catégorie des eaux minérales et des moyens d'action analogues employés et recommandés dans le traitement de la phthisie. Mais il s'exprime avec réserve au sujet de l'influence favorable qu'aurait le raisin dans la tuberculose. Il dit qu'il est indiqué dans les catarrhes inflammatoires, les congestions pulmonaires des sujets irritables, contre l'hémoptysie qui concorde avec un dérangement ou une suppression du flux menstruel (1). Quand la phthisie est en plein développement, ce flux se trouble ou se supprime. Si le raisin a la propriété de lui restituer son cours normal et de l'éloigner du foyer des désordres, il mérite d'être considéré comme un auxiliaire utile dans la phthisie, car il ferait ce que souvent ne produisent pas les moyens les plus énergiques. Dans l'opinion de Helfft, s'il a une grande influence dans quelques maladies pectorales, il ne peut être mis sur la même ligne que le petit-lait dans la véritable phthisie. Ils sont analogues cependant comme composition chimique. A ce titre, c'est un auxiliaire important et même efficace de la cure séro-lactée.

(1) *Ouv. cit.*, p. 105 et 147.

Lersch se montre plus explicite. Il est à observer qu'il n'exprime pas seulement une opinion personnelle; son jugement est une résultante. Il écrit, en effet, en s'inspirant des opinions des auteurs les plus recommandables qui se sont occupés de la question des vertus médicales du raisin, qu'elles s'exercent spécialement sur les maladies des organes respiratoires, sur la scrofulose, sur la tuberculose, ce qui équivaut à placer ce moyen d'action sur la même ligne que le petit-lait. En sa qualité de monographe, le docteur Schulze entre dans quelques détails. Voici, à peu près, comment il s'exprime (1) : « Entre tous les moyens singuliers que, « en désespoir de cause, on a distingués pour com- « battre la phthisie pulmonaire, on compte le raisin. « Si on veut l'employer avec quelque espoir d'arri- « ver à bien, il faut agir dès les premiers symptô- « mes; plus tard, il n'est plus permis de compter « sur un favorable résultat. C'est principalement en « Suisse que se font avec succès (*mit Erfolg*), les « cures par le fruit de la vigne. Le docteur Beynare, « ajoute cet auteur, rapporte qu'il a deux fois sauvé « la vie à des malades frappés dangereusement, en « employant les prunes et le raisin (2). » Les opinions de Lersch et de Schulze sont d'un grand poids, et

(1) *Einleitung*, etc., etc., p. 1173.

(2) *Die Weintraubenkur*, p. 39, dans le chapitre intitulé : *Heilung der Schwindsucht durch die Weinbeerdiät*; c'est-à-dire : *Traitement de la phthisie par la diète de raisin.*

méritent considération ; mais elles ne permettent pas de juger les cures de raisin aussi favorablement que les cures de petit-lait, dans la tuberculose pulmonaire. Comme nous venons de le dire, c'est surtout comme auxiliaire de la médication séro-lactée qu'il faut le juger, et comme moyen diététique.

Le raisin, en accélérant les digestions, et ne contenant pas de produits azotés, diminue les désordres chimiques du sang, par lesquels s'entretient la cachexie tuberculeuse. Plus que le petit-lait, il constitue un moyen alimentaire puissant, qui restaure les forces et les entretient dans des conditions favorables au fonctionnement régulier des organes. Dès les premiers temps de la cure, il en résulte un si grand changement dans la circulation, qu'il y a effervescence, battements de cœur, hémoptysie. Dès que la première épreuve est passée, comme dans la cure d'eaux minérales, le calme s'établit, et les effets se produisent sans secousse apparente. Ces effets consistent dans la diminution de la fièvre, l'amélioration des digestions et le sentiment de la recomposition des forces.

Le raisin a donc des titres légitimes pour obtenir une place élevée dans le nombre des moyens employés contre la phthisie pulmonaire et la tuberculose en général. Sa constitution chimique le rend un précieux moyen diététique. Si ses effets sur le sang sont très-distincts de ceux qui s'observent dans les cures séro-lactées, malgré les analogies de composition qui le rapprochent du petit-lait, il n'en est pas moins vrai qu'il peut servir à atteindre le même but. Ces deux cures s'accordent, se complètent. Si l'une va plus droit à la maladie, l'autre y tend, mais peut-être par une voie différente. Le petit-lait se prend au printemps, se continue pendant l'été; le raisin vient en automne remplir un intervalle de repos, en fournissant les éléments d'un régime qui, au fond, se ressemble. Il prolonge enfin le traitement sous une autre forme, et une forme agréable au malade, jusqu'au moment du retour à la cure séro-lactée, dans une station d'hiver.

Il y a des précautions à prendre en employant un moyen qui, loin d'être indifférent, agit comme un médicament. Il faut commencer par des quantités modérées, chez les tempéraments irritables et à circulation active. Dans la phthisie à tempérament scrofuleux, on peut, sans inconvénient, se donner libre carrière. Il faut agir sur cette torpeur, sur cet engourdissement profond qui secondent, par insuffisance de réaction, le développement de la tuberculose. Mais, sous quelque forme que l'affection se présente, et quel que soit le tempérament où elle se montre, il faut vite se hâter. Un traitement commencé trop tard serait inutile, ou pourrait même devenir funeste. Le raisin, uni comme auxiliaire au petit-lait, prépare des résultats favorables. On sait comment nous comprenons cette union : il ne s'agit pas pour nous de les donner en confondant les deux cures ensemble, mais successivement ; toutefois, si les circonstances ne le permettaient pas, ce qui n'est guère probable, pourquoi ne soumettrait-on pas à des cures d'automne, comprises et suivies dans toute l'acception du mot, les prédisposés à la phthisie, et les malades entrés dans la première période? En Suisse, on obtient des succès ; on en obtient aussi sur les bords du Rhin et dans d'autres parties de l'Allemagne : pourquoi ne tenterait-on pas l'épreuve, une épreuve qui, faite en son temps, ne peut être nuisible, sur une plus grande échelle qu'on ne l'a fait jusqu'ici?

La scrofulose n'est pas seulement une dyscrasie propre aux individus qui vivent dans les privations et la misère ; elle envahit aussi ceux qui possèdent tous les avantages de la fortune. Ces derniers trouvent même dans les influences qui sont la conséquence de la richesse, quand elles s'exercent sans contre-poids, les causes du développement de cette constitution pathologique. Il faut à ces malades l'éloignement des grandes villes, le mouvement, le grand air, ce coup de fouet que les voyages donnent à l'organisme par la double voie du physique et du moral. Mais, il leur faut aussi quelque chose de plus, quand la scrofulose a pris solidement pied dans l'organisme. On recommande avec succès aux malades de cette classe l'emploi d'eaux minérales appropriées. On ne pourrait mieux faire que de compléter ces cures par une cure de raisin. Celle-ci produit même autant d'effet que les eaux minérales les plus actives; car on a vu des transformations s'opérer après des traitements qui n'avaient eu que la durée d'une saison.

La goutte a été comparée à la tuberculose, d'après la théorie allemande des effets physiologiques du petit-lait et du raisin. L'une forme des dépôts calcaires dans les articulations, l'autre les forme dans la plupart des organes, et principalement dans le parenchyme pulmonaire. Quoi qu'il en soit de ce rapprochement, on sait que ce sont les principes azotés qui dominent dans la goutte. Cette maladie ne s'observe jamais, en effet, sur les habitants des campagnes, qui vivent d'air pur et d'aliments respiratoires. Elle se développe, quand ce n'est pas le don fatal de l'hérédité qui l'a transmise, à la suite de cette vie abondante et sans règle, qui accumule les sucs alimentaires dans l'appareil digestif, et fait peser, sur l'esprit comme sur le corps, un lourd sentiment de plénitude qui paralyse toute activité. Le raisin, qui augmente et régularise les sécrétions, qui active les digestions, qui agit surtout sur la composition du sang, par cette qualité particulière qu'il n'est pas azoté comme les aliments auxquels l'expérience fait rapporter le développement de la goutte, le raisin produit d'excellents résultats contre ce grave état pathologique. Le docteur Schulze dit (1) que dès

(1) *Ouv. cit.*, p. 41.

que le temps est venu où mûrit le premier raisin, il faut que le goutteux commence sérieusement la cure. Nous dirons, nous, qu'il doit la recommencer, chaque année, avec le même empressement. Il en retirera certainement, des changements favorables dans le nombre comme dans la gravité des crises, et une amélioration persistante dans l'état général.

Le raisin est un agent médical de réparation d'une grande valeur. Voilà pourquoi on en prescrit l'emploi contre ces névropathies plus ou moins douloureuses, à type plus ou moins régulier, qui affectent les gens du monde, et principalement les personnes du sexe féminin. C'est par le sang, et suivant l'état dans lequel il se trouve, que le système nerveux remplit bien ou mal ses fonctions. S'il s'altère dans l'air vicié des grandes villes, dans l'atmosphère confinée et délétère des lieux de réunion et de plaisir, l'innervation est troublée profondément. Le bon ordre se rétablit dans l'appareil de la sensibilité, où n'apparaissent plus désormais ces perturbations dont tant d'organisations offrent le triste spectacle, lorsque le sang s'est reconstitué par un changement total dans les habitudes et par la vie au grand air. Quand c'est par le système nerveux que le trouble commence, le sang se trouve toujours de la partie. Agir sur celui-ci, c'est donc s'efforcer à maintenir l'équilibre tant qu'il persiste encore, ou à le rétablir s'il a été rompu. On sait que le raisin exerce une influence particulière sur le liquide circulatoire, nous l'avons assez dit. Sa cure, qui, dans ces états pathologiques, ne peut donner que d'excellents résultats, comporte toutes les autres conditions d'hygiène propres à faire atteindre le même but.

Les maladies du cœur ne semblent pas devoir être du ressort des cures de raisin. Lersch n'en parle pas; mais Schulze dit quelques mots de l'influence de ce traitement sur les maladies de cet organe. Helfft en parle avec plus d'insistance, et son autorité est trop grande en balnéothérapie, pour passer sous silence son opinion à cet égard. Nous allons la résumer brièvement. Dans les hypertrophies ou dilatations du cœur, il y a des phénomènes qui en sont la conséquence, et dont la persistance ou l'aggravation augmente la maladie dont ils dérivent par une réaction facile à comprendre. Ce sont l'hyperhémie des poumons, l'injection et l'hypersécrétion des muqueuses bronchiques, l'engorgement de la veine-porte par hyperhémie du foie, et celui du système veineux abdominal, qui a pour effet de troubler profondément les fonctions digestives; c'est enfin, avec la toux quinteuse, l'asthme épuisant, la digestion laborieuse, l'hydropisie qui marque une période avancée dans la lésion. Pour combattre ces symptômes, c'est-à-dire pour dégager les organes de ces hyperhémies, rendre la circulation générale moins embarrassée, apaiser la violence des mouvements du cœur, on recommande les cures de raisin et de petit-lait, dans les pays de montagnes, c'est-à-dire au sein d'une atmosphère pure et fortement oxygénée. Sans doute, un tel conseil est difficile à suivre quand l'état est trop avancé ; du reste, il n'aurait alors aucune chance de succès. Quand ces divers symptômes sont à leur début, on retirerait, assurément, des avantages à mettre en pratique de semblables moyens d'action.

Il est de connaissance vulgaire que l'usage des fruits fraîchement cueillis est un moyen souverain contre le scorbut : le raisin peut donc être considéré comme un excellent antiscorbutique. On le prescrit aussi contre les affections cutanées. La cure de ce fruit ferait disparaître les taches hépatiques, signes persistants après la guérison des maladies du foie. Puisque ce même moyen peut rendre des services dans ces maladies elles-mêmes, et principalement dans les jaunisses, on comprend qu'il fasse disparaître les dernières traces qu'elles auraient laissées. Liebenstein, cité par Schulze, aurait guéri des gales par les seules cures de raisin (1). Ce dernier auteur, qui considère avec raison le raisin comme un excellent dépuratif, propose de traiter les affections cutanées par une cure de printemps, faite avec les herbes et le petit-lait, et par une cure d'automne, faite avec le raisin. Dans l'intervalle, on pourrait traiter avec des eaux minérales appro-

(1) *Ouv. cit.*, p. 42.

priées. Ce serait, dans le cours de quelques mois, procéder à la cure spécifique et à la cure dépurative, ou *Blutreinigungskur*, c'est-à-dire la cure de la dépuration du sang. On comprend qu'une telle médication ne puisse être suivie que de résultats favorables.

Nous avons atteint le dernier terme du dénombrement des maladies et des états pathologiques qui sont du ressort des cures de raisin, et il ne reste plus maintenant qu'à les résumer en quelques groupes. Il est résulté de ce travail, la démonstration d'une sorte de conformité thérapeutique qui lie entre eux les deux produits organiques représentés par le raisin et le petit-lait. On ne peut pas dire qu'ils soient identiques, et que l'un puisse absolument suppléer à l'autre. Ce qu'il y a de certain, c'est qu'ils réunissent les conditions propres à servir au même but, dans la main qui les sait employer. Leurs propriétés, comme celles des succédanés de la chimie artificielle, ressemblent, si l'on veut nous permettre cette comparaison, à certains synonymes de notre langue : on les confond quand on les connaît mal ; on les distingue et on ne les emploie pas indifféremment dans les mêmes cas, quand on a appris à les connaître.

Nous diviserons les effets thérapeutiques de la cure de raisin dans les quatre groupes suivants :

1° Le *Haupteinwirkung*, c'est-à-dire la propriété dominante du raisin s'exerce sur les flux diarrhéïques, et même sur les plus graves. Les différentes maladies qui affectent les sécrétions et portent le trouble dans le système nerveux des voies digestives sont également curables par le même moyen.

2° La cure de raisin combat avec succès la pléthore abdominale, la pléthore hépatique, avec les diverses maladies qui s'y rattachent ou la compliquent; les engorgements de la rate, des gros vaisseaux et les hémorrhoïdes, etc.

3° Elle rend des services non moins signalés dans les principales dyscrasies, comme la scrofulose, la tuberculose et la phthisie pulmonaire, la goutte et les affections cutanées.

4° Enfin, elle combat avec avantage, les états hyposthéniques et les perturbations nerveuses qui les accompagnent, soit qu'ils proviennent d'une condition particulière de tempérament, soit qu'ils dépendent de causes d'un autre ordre.

CHAPITRE IV.

LES CURES DE RAISIN DANS LEURS RAPPORTS AVEC LES CURES DE PETIT-LAIT ET D'EAUX MINÉRALES.

Les cures de raisin n'ont pas seulement un rôle à remplir dans les cures de petit-lait ; elles en ont un non moins important dans les cures d'eaux minérales : c'est à ce double point de vue que nous allons les étudier.

Helfft et d'autres balnéographes disent souvent, avec lui, que le petit-lait ou le raisin rendent tel ou tel service dans telle maladie déterminée. Cette assimilation semble indiquer que, à défaut de l'un, l'autre pourrait, jusqu'à un certain point, le remplacer dans le but qu'on veut atteindre. D'après tout ce qui précède, une telle interprétation aurait le grave défaut d'être trop absolue. Ces deux produits organiques, nous le répétons encore, sont des analogues; mais il faut se garder de les prendre comme identiques. Dans un cas où le petit-lait pourrait faire beaucoup de bien, le raisin serait formellement contre-indiqué.

Il n'est pas inutile de rappeler ici que les vertus

principales qu'on attribue à chacun de ces composés naturels, sont loin d'être les mêmes. La vertu laxative du petit-lait ne ressemble pas aux effets que produit le raisin sur les viscères gastriques. Si le sérum a une influence remarquable sur la tuberculose et la phthisie pulmonaire, celle qu'on attribue à son analogue est loin de lui ressembler. Sans aller plus loin dans ce parallèle, qu'on pourrait développer davantage, et dont le lecteur connaît d'ailleurs tous les éléments, on comprend aisément dans quelles conditions le raisin serait apte à remplacer le petit-lait et même à exercer une influence plus efficace.

Le sérum convient aux organisations d'éréthisme, d'irritabilité et de pléthore sanguine, à ces organisations qui se trouvent sous l'imminence d'une inflammation ou de quelque chose d'approchant. Le raisin est un excellent remède, au contraire, dans les cas où ces signes, loin d'exister, sont remplacés par des signes à peu près opposés. Nous disions quelque part que, par le sérum, l'influence procédait avec lenteur, mais que, par le raisin, il se produisait comme un coup de fouet qui imprimait une impulsion plus ou moins vive à l'organisme; cette différence marque, jusqu'à un certain point, la ligne à suivre dans le choix à faire entre ces deux moyens, ou dans la manière de les employer comme auxiliaires l'un de l'autre.

Dans les maladies où il faut agir avec précaution,

pour éviter qu'aucune secousse ne complique la situation et ne vienne la rendre plus difficile, on doit recourir seulement au petit-lait. Quand l'œuvre produite par ce moyen d'action est consommée, on peut lui faire succéder avec avantage, une cure de raisin. Dans la phthisie pulmonaire, maladie exceptionnelle et qui exige les soins les plus délicats et la surveillance la plus active, il est important de ne pas se hâter d'arriver à la cure de raisin. Mieux vaut laisser s'écouler un automne que de commencer trop tôt; on pourrait s'exposer à être obligé d'interrompre, et, dans tous les cas, on nuirait aux bons effets de la première partie, ou, pour mieux dire, de la partie essentielle du traitement. Il faut insister longtemps, plus d'une saison, sur la cure séro-lactée, non pas seulement pendant l'été, mais encore pendant l'hiver; et, lorsqu'on croit qu'il n'y a plus qu'à consolider un état devenu prospère ou à réveiller, par une action plus puissante sur le sang, une vitalité endormie, on peut prescrire sans crainte et avec espoir une cure de raisin : des résultats favorables ne se feront pas attendre. Il y a des circonstances, des conditions pathologiques, où il importe de ne pas exagérer les précautions en les poussant trop loin. Dans la phthisie scrofuleuse, par exemple, il faut se tenir avec moins d'insistance à la cure séro-lactée et recourir moins tard à la cure de raisin.

On ne doit pas en général, pour arriver plus vite,

réunir les deux efforts en un seul et commun effort, en d'autres termes, faire en même temps l'une et l'autre cure. Agir avec trop de zèle est souvent une faute, même en médecine, où le temps passe vite en emportant l'occasion avec lui. Cette union serait, du reste, une erreur de régime. On n'a pas oublié qu'il est recommandé de ne pas accumuler trop de produits sucrés dans l'économie pendant le traitement, parce que le petit-lait porte déjà assez de sucre; le raisin en porte des proportions encore plus élevées. Il y a des circonstances cependant, où les deux traitements se donnent en même temps avec avantage : c'est lorsque le petit-lait est administré sous forme de bains. Dans les hyposthénies, dans les névralgies avec anémie, dans les chloroses, le succès est au bout; les bains, pris pendant l'automne et fortifiés par une large cure de raisin, sont suivis, dans ces divers états morbides, de résultats remarquables. Il y a surtout une souffrance qui pèse sur la femme, et à laquelle elle ne peut se soustraire, si sa vie franchit les années de la maturité, mais qui retire les meilleurs effets de ce concours de forces, c'est l'âge qu'on a si bien nommé l'*âge critique*, pour les troubles qu'il produit et les graves maladies dont il peut être l'origine. Le sang n'est pas seulement en révolte parce qu'il ne trouve plus d'issue aux époques régulières où il écoulait son excès au dehors; il est encore altéré dans ses conditions chimiques. Cette situation engendre une

perturbation nerveuse considérable qui résiste à tous les moyens d'ordre qu'on emploie pour la calmer. Les bains de petit-lait calment merveilleusement cette perturbation dans l'appareil de la sensibilité, en produisant des effets toniques ; le raisin porte, pour sa part, son action particulière sur le sang.

Nous n'avons pas besoin d'aller plus avant dans les détails. Ce qui précède suffit à montrer comment il faut comprendre la cure de raisin dans ses rapports avec celle de petit-lait, et quelle est la place qu'on doit lui donner dans le traitement des maladies qui réclament l'intervention de l'un ou de l'autre de ces deux agents thérapeutiques. Il nous reste maintenant à nous occuper des rapports de la cure de raisin avec le traitement par les eaux minérales. Ici, la voie s'élargit. Il ne s'agit plus d'un seul remède comparé à un autre, et du concours qu'ils peuvent mutuellement se prêter. Il va être question d'un ordre tout entier de moyens d'action que la science place avec raison à la tête de ceux qui développent le plus d'énergie et qui opèrent les plus beaux résultats. Nous avons déjà étudié la question au point de vue des rapports qui font du petit-lait un auxiliaire des eaux minérales, et de celles-ci un puissant moyen de concours dans les cures séro-lactées. Dans ces conditions, les deux agents n'en forment qu'un ; ils constituent un seul médicament par des mélanges qui varient suivant les indications.

En ce qui concerne le raisin, les deux cures sont, en général, successives. Malgré leur apparente indépendance, il n'en résulte pas moins des effets qui tiennent directement à leur mutuelle influence dans les maladies contre lesquelles on les prescrit.

Dans le traitement par les eaux sulfureuses, le raisin est donné comme régime, ou bien comme cure complémentaire au terme de la saison. Dans le premier cas, c'est un aliment d'une saveur agréable, qui corrige le goût soufré, dont l'impression s'efface difficilement; c'est encore un moyen de disposer les voies alimentaires à la digestion des eaux minérales. Le raisin forme, de plus, un bon élément de régime par sa composition chimique et l'influence qu'il exerce sur le sang, précisément dans les maladies qui sont du ressort des eaux sulfureuses, comme la tuberculose et les affections cutanées compliquées de scrofule ou dépendant directement de cette dyscrasie. Dans le second cas, c'est-à-dire comme moyen de cure à la suite d'une saison d'eaux minérales, le raisin a pour résultat de compléter et de consolider le traitement : c'est un véritable moyen complémentaire, qui perfectionne, s'il est permis de s'exprimer ainsi, ce qui aurait été accompli par le premier. Nous avons dit autre part que le raisin, pris en certaine quantité pendant le cours d'une cure d'eaux sulfureuses, engendrait une sorte d'excitation. Aussi faut-il en être sobre, à moins qu'on n'ait affaire à des tempéraments qui ne se distinguent pas par l'abondance du sang. A ceux-là pleine dose, sans craindre aucun résultat fâcheux.

Les eaux chloro-sodées sont tolérées moins que toutes autres : elles déterminent, dès les premiers verres, des flux diarrhéïques, qui s'arrêtent quelquefois malgré la continuation du traitement, mais résistent fréquemment aux moyens employés pour les suspendre. Le raisin écarte en général cet inconvénient. On n'a pas oublié le fait, cité par le docteur Huber, d'une diarrhée incoercible contractée pendant une cure par les eaux de Kissingen, et guérie par ce moyen. Les mêmes effets se rapportent naturellement aux inconvénients analogues causés par les eaux classées dans le même groupe. Il en est de même pour d'autres eaux minérales dont le chlorure de soude est l'élément essentiel (1), ou

(1) Nous n'avons pas besoin de rapporter ici des analyses d'eaux minérales, comme nous l'avons fait dans le chapitre qui traite des rapports des cures de petit-lait avec les eaux minérales; ce serait s'exposer à des répétitions. Nous nous bornerons à citer les eaux minérales de chaque groupe, les plus connues au delà du Rhin et qui sont considérées, par les juges compétents, comme les plus favorables. — Les principales eaux minérales, qui portent le chlorure de soude, en proportions prépondérantes sur les autres éléments, sont les eaux chloro-sodées proprement dites (*Einfache Kochsalzwasser*); en second lieu, les eaux salées qu'on n'emploie en médecine qu'après en avoir enlevé le sel en excès, c'est-à-dire les eaux des salines à sel gemme (*Soolen*); en troisième lieu, les eaux minéralisées par le sel et portant de l'iode et du brôme (*Iod und Bromhältige Kochsalzwasser*);

qui s'en rapprochent par leur influence sur l'organisme (1). Les eaux spécialement chloro-sodées sont d'excellents moyens contre la scrofulose et les maladies, si diverses de formes, qui s'y rattachent; les autres, les alcalo-salines, ont une influence marquée sur les engorgements des viscères, les troubles de l'innervation, l'altération des écoulements muqueux, les hémoptysies provenant de suppression ou de diminution des menstrues. Les premières trouvent un concours actif dans le raisin, plus encore que dans le petit-lait, excepté qu'on ait à traiter la tuberculose ou la phthisie pulmonaire, comme on le pratique dans quelques eaux minérales, et particulièrement à Ischl et, comme nous avons voulu nous-même l'essayer en France, dans un établissement situé dans le Jura (2). Les secondes

en dernier lieu, enfin, les eaux alcalo-chloro-sodo-acidules (*Alkalisch-muriatische Säuerlinge*). Le premier groupe renferme en première ligne *Kissingen* en Bavière, *Homburg* dans le landgraviat de Hesse-Hombourg, *Morgentheim* en Wurtemberg, *Schmalkalden* dans le grand-duché de Hesse, etc., etc.; le second renferme *Oeynhausen* ou *Rehme* dans la partie septentrionale de la Westphalie, *Neuhaus*, dans le grand-duché de Hesse, *Ischl* en Autriche, dans le Salzkammergut, *Achselmanstein* en Bavière, tous établissements de premier ordre et déjà cités; au troisième, appartiennent *Kreuznach* dans la Prusse rhénane, *Elmen* en Saxe, etc.; au quatrième enfin, appartiennent *Selters*, *Gleichenberg*, *Szczdenica*, *Roisdorf*, *Sinzig*, *Salzbrunn*, *Ems*, *Luhatschowitz*.

(1) Les principales eaux alcalo-salino-acidules (*Alkalisch-muriatische Saüerlinge*), dans l'ordre présenté par le docteur J. Seegen, sont : *Marienbad*, *Röhitsch*, *Füred*, *Carlsbad*, *Bertrich*, *Ofen*, *Stubnya*.

(2) L'établissement auquel je fais allusion est celui de Salins,

ne trouvent pas un concours moins utile dans le fruit de la vigne qui, en exerçant son influence ordinaire sur le sang, régularise l'action du système nerveux et accélère les sécrétions. Dans les hémoptysies traitées par les eaux minérales alcalo-chloro-sodo-acidules, on emploie en même temps le lait tamariné ou acidulé, non pas comme cure continuée, mais comme ressource supplémentaire, sans insister trop longtemps sur ce moyen. Quand les eaux minérales ont produit leur action, le raisin vient à point, à la saison d'automne, pour terminer le traitement et consolider la santé.

Lorsqu'on emploie les eaux minérales alcalo-salines et les eaux minérales purgatives sulfo-magnésiennes et sulfo-sodées, que les Allemands réunissent sous le nom de *Bitterwasser* (eaux amères), contre les pléthores abdominales, les engorgements des veines ou des capillaires du système digestif, le molimen hémorrhoïdaire et les diverses maladies qui se rattachent au trouble des fonctions de l'appareil gastro-intestinal, le raisin est d'un grand secours, autant pour modérer les effets des eaux que pour terminer les cures. Les eaux minérales, qui portent une action énergique sur le canal digestif, laissent après elles, quand la cure a été prolongée, comme dans les cas de pléthore, un sen-

que je suis heureux d'avoir contribué à fonder. Il deviendra l'Ischl de la France, s'il est favorisé par cette mode dont la clairvoyance est trop souvent en défaut.

timent de faiblesse ou d'abattement qui ne disparaît qu'après un certain temps de repos. Le raisin abrége cette sorte de convalescence de la secousse produite par le traitement hydrologique ; il l'abrége, tout en continuant d'entretenir le sujet dans les conditions les plus avantageuses pour atteindre une guérison complète. Nous disions précédemment que le raisin terminait des cures inachevées. On sait qu'il ne faut pas agir avec trop d'insistance avec les eaux minérales, surtout avec celles qui sont douées d'une grande énergie, comme Carlsbad en Bohême et Vichy en France. Il faut suspendre quelquefois et même s'arrêter. On a dit les inconvénients de Vichy, qui causeraient par excès d'alcalinisation des hémorrhagies passives; nous avons parlé de ceux de Carlsbad, qui vont jusqu'à s'attaquer au système nerveux et à faire éclater des folies. Le raisin, prescrit pour terminer ces cures incomplètes et dont la prolongation aurait donné de mauvais résultats, répond aux effets qu'on lui demande. Il fait cesser les complications qui avaient obligé à suspendre la cure hydrologique, et prépare pour la fin de la saison, un favorable résultat.

Il a été question, à la fin du chapitre précédent, des maladies du cœur et des gros vaisseaux, maladies qui deviennent plus communes par les émotions puissantes qui troublent notre société. Sans doute, elles opposent de grandes difficultés au médecin qui entreprend de les guérir. L'espérance ne le trompe pas toujours au commencement; mais, quand la période est avancée, le mieux qu'on puisse attendre, excepté qu'on ait affaire à une affection rhumatismale, c'est un allégement dans les souffrances et une prolongation dans la durée de la vie. L'anémie forme un des caractères principaux de ce grave état pathologique; plus elle se caractérise, plus elle se développe, plus on se rapproche du terme fatal. En Allemagne, on prescrit dans ces cas les eaux faiblement ferrugineuses, et rendues facilement digestibles par leur richesse en acide carbonique; on recommande, en outre, la vie au grand air, dans une atmosphère pure, c'est-à-dire dans les montagnes; et d'y joindre la cure de raisin. La Suisse, comme les diverses parties de l'Allemagne, offrent à l'envi tous ces avantages. Les eaux ferrugineuses de tous les degrés, se trouvent en abondance dans ce dernier pays (1); les montagnes couvrent la plus grande partie du sol; le raisin non plus ne manque pas.

On peut maintenant embrasser d'un coup d'œil ce que nous avions à dire autant sur les rapports des cures de raisin avec celles de petit-lait qu'avec

(1) Au nombre des eaux ferrugineuses acidules qu'on peut employer, sans y comprendre les eaux minérales de même espèce, qui appartiennent à la Suisse, on compte les suivantes : *Franzensbad, Ripoldsau, Cudowa, Griessbach, Tatzmandorf, Liebwerda, Altwasser, Reinerz, Karlsbrunn, Teinach, Schwalheim.* Beaucoup de ces eaux minérales figurent dans la collection de celles qu'on trouve dans toutes les stations hydrologiques bien ordonnées et qui sont prescrites en mélange avec le petit-lait.

les cures d'eaux minérales. Le raisin peut agir par lui-même dans certaines maladies ; il peut être à lui seul une eau minérale active. Ainsi, par exemple, après une affection chlorotique, scrofuleuse ou gastrique, traitée par les médicaments ordinaires, la cure de raisin peut rapidement achever la guérison. Je ne parle pas des flux diarrhéïques, dans lesquels le raisin fait souvent office de spécifique. Mais, en général, ce fruit, qui est un excellent auxiliaire dans les traitements séro-lactés, remplit principalement le rôle de moyen curatif complémentaire : c'est le *Nachkur* des Allemands, l'après-cure, c'est-à-dire le médicament qui clôt la cure principale et auquel il appartient d'abréger les convalescences et de consolider les guérisons.

CHAPITRE V.

LA CURE. — CHOIX DES STATIONS. — TABLEAU DÉTAILLÉ DU RÉGIME. EXERCICE. — MODE ET DURÉE DU TRAITEMENT.

Nous n'avons pas à revenir ici sur ce que nous avons dit sur la nature et le choix des aliments destinés au régime. Il faut admettre ceux qui contiennent peu d'aliments plastiques; il faut rejeter ceux qui en contiennent trop. Un tableau des rapports de ces éléments, dans les principales substances alimentaires, a composé la carte des malades qui font la cure de petit-lait; elle doit servir à ceux qui font la cure de raisin. Nous reprendrons cependant la question pour les particularités qui concernent ce dernier mode de traitement; nous ne voulons rien oublier ni des règles tracées, ni des précautions recommandées par les médecins allemands, pour que rien n'entrave les bons effets du remède.

1° *Le régime.* — Le docteur Schulze veut qu'on procure aux malades des impressions qui ne leur sont pas familières; avant de traiter le corps, il croit utile de s'adresser à l'esprit. C'est une bonne méthode, qui a existé de tout temps et que les Romains ne manquaient pas de suivre lorsqu'ils prescrivaient des cures balnéaires, soit dans les établissements de la Gaule, soit dans ceux des frontières de la Germanie. Ainsi, il veut qu'on recommande aux habitants des pays plats, d'aller faire leur cure dans un pays de montagnes, aux montagnards d'aller se traiter dans les basses plaines, aux habitants des profondeurs des continents de se rapprocher des mers. L'auteur aurait dû ajouter aussi qu'il y aurait avantage à conseiller un pays où les mœurs, les monuments, la campagne forment un spectacle nouveau pour le malade.

Avant les impressions qui s'adressent à l'esprit, il y en a d'autres plus importantes qu'il faut placer en première ligne pour les résultats qu'elles opèrent : ce sont celles qui tiennent au climat. Les impressions que reçoit l'organisme par la voie des poumons et de l'enveloppe cutanée sont les plus essentielles à calculer pour le bien-être des malades. Si les maladies du cœur supportent un air oxygéné, un niveau élevé, les affections pulmonaires veulent un air modifié par l'humidité et un niveau de sol à la hauteur des rivages maritimes Si les dyscrasies scrofuleuses réclament un air pur et vif, et même des régions où un vent plus ou moins froid règne avec liberté, les affections nerveuses, les tempéraments d'éréthisme exigent les stations protégées contre les mouvements atmosphériques et une sorte de stabilité dans les conditions générales du ciel. Pour faire avec convenance, les choix qui s'appliquent aux diverses espèces de maladies dont les caractères sont bien tranchés, on est à peu près d'accord. Pour les détails, nous devons renvoyer aux différents traités de climatologie et aux monographies de climats spéciaux qui ont été publiées dans ces dernières années.

En France, en Angleterre, il a été publié des livres utiles sur ce sujet, que nous nous bornons à signaler sans les désigner autrement. Nous ne devons pas oublier que nous n'avons à parler que de l'Allemagne. Le livre le plus remarquable et où se trouvent au moins des renseignements généraux d'un grand intérêt et d'une utilité incontestable, c'est l'ouvrage de Mühry, récemment paru (1). Il donne une idée nette des conditions générales du climat compris entre la ligne des Alpes et du Rhin et celle de la mer du Nord et des Carpathes. Nous en citerons un second, qui n'est pas moins utile à connaître; c'est une œuvre qui forme un tableau sérieux et pittoresque de la mer, par un médecin, à la fois habile observateur des phénomènes météorologiques et naturaliste distingué; cet ouvrage pourrait être nommé *la Mer animée* (2). Il existe encore, pour la connaissance de la Méditerranée et,

(1) *Klimatologische Untersuchungen*, etc., etc. Leipzig und Heidelberg, 1858.

(2) Docteur Hartwig, *das Leben des Meeres*.

par conséquent, de l'Adriatique, qui touche à l'Allemagne, un ouvrage non moins curieux, et surtout plein de renseignements, dont l'auteur est le docteur Böttger, professeur au Gymnase de Dessau (1). Les œuvres importantes de balnéographie générale, comme les monographies écrites pour faire connaître tel ou tel lieu de cure, abondent en renseignements sur ce sujet. L'Allemagne est, jusqu'à un certain point, mieux partagée sous ce rapport que la France.

Le climat étant choisi suivant les convenances de la maladie et l'état particulier du malade, le régime est le point le plus important ; car c'est par lui que la cure se fait bien ou mal, qu'elle réussit ou qu'elle n'a pas de résultat sensible. Et d'abord, il faut exclure ces mets de farine (*Mehlspeisen*) dont il a déjà été question, à propos du régime, dans la cure de petit-lait, et dont se préoccupent à bon droit les médecins allemands, car ces mets sont en permanence sur les tables du vaste pays dont nous sommes séparés par le Rhin. La même interdiction s'étend sur les substances grasses et même sur le lait. De prime abord, on pourrait s'étonner de cette exclusion, puisque ces substances sont celles qui portent le moins de produits azotés ; mais elles engendrent des flatuosités, des acidités ; elles tiennent dans une disposition défavorable les voies alimentaires, qu'il faut entretenir en liberté pour seconder

(1) *Das Mittelmeer*; paru en 1859.

les bons effets de la cure, pour écarter tout ce qui pourrait leur faire obstacle. C'est assez, sinon pour proscrire absolument cette sorte d'aliments, au moins pour recommander d'en user avec une certaine sobriété. Les fruits à parenchyme sec sont interdits comme les légumes à pellicule dure. Dans la première catégorie, on comprend les amandes, les noix, les prunes et les figues desséchées, les dattes, etc.; dans la seconde, les radis, les choux et même les pommes de terre, dont il est permis cependant de faire usage quand ils sont bien assaisonnés, et surtout bien cuits.

Le pain doit être un pain de choix, c'est-à-dire de première qualité. La qualité inférieure est représentée en Allemagne par un pain brun et assez compacte, où le seigle a la plus grosse part. Ce pain est très-savoureux ; il est même très-recherché dans les stations balnéaires, où on le mange avec du lait caillé ou du beurre fraîchement obtenu. Il paraît excellent à ceux qui sont doués d'une certaine activité digestive; il est lourd à l'estomac, quand cet organe ne jouit pas de toute la plénitude de ses fonctions. On comprend qu'il soit interdit comme aliment ordinaire pendant le cours d'une cure de raisin. Rien n'y doit faire obstacle à l'action de cette sorte de douche organique prise à l'intérieur, que les malades se versent à profusion dans le traitement par le fruit de la vigne. La qualité de pain qui est recommandée à l'exclusion de toutes les autres, c'est celle qui se dénonce en Allemagne par une forme particulière, et qui a été d'ailleurs importée en France, où elle a détrôné le classique pain de gruau. C'est un petit pain, soit rond, soit en forme de croissant, dont la pâte est très-délicate, bien cuite dans toutes ses parties, et assurément un des meilleurs et peut-être le meilleur de tous ceux qu'on fabrique en Europe (1). Le docteur Schulze veut même que les déjeuners et les soupers ne se composent absolument que de ces petits pains arrosés d'eau pure. Il est impossible de mieux rester fidèle aux prescriptions du régime non azoté; mais bien des estomacs pourraient le trouver trop sévère.

Au repas principal, le régime contraire est presque laissé en toute liberté. Les sauces épicées sont condamnées, et certes c'est une sage précaution à prendre en Allemagne. Mais les viandes rôties, blanches ou noires, peuvent être servies sans inconvénient. Ces viandes comprennent à peu près, sauf le bœuf, toutes celles que nous connaissons; ce sont le poulet, le pigeon, le faisan, le veau, le lièvre, le chevreuil. Cette assimilation pourrait faire croire à une erreur dans la prescription du régime, car nous mangeons peu de venaison sur nos tables, et nous établissons une grande différence dans la digestibilité, entre les produits de cette espèce et ceux que

(1) Ces pains présentent une double forme, la forme ronde et la forme en croissant. Ceux de la première catégorie se nomment *Semmel*, ceux de la seconde se nomment *Gypfel*.

fournissent les basses-cours. Si cette différence est vraie, elle diminue, elle s'efface même, de l'autre côté du Rhin, sous l'influence de l'habitude. Le gibier est si commun qu'il est servi sur toutes les tables, et que, pendant la belle saison et surtout vers sa fin, il abonde dans les différentes stations d'eaux minérales et de cures de petit-lait ou de raisin. On ne peut donc faire autrement que de l'admettre dans l'alimentation quotidienne, et, du reste, il n'est pas, en général, moins digestible que les autres viandes. Tout gît dans la mesure; il faut en user avec règle et modération. Les poissons gras et mucilagineux, les huîtres sont exclus. Cette idée d'exclusion ne serait pas venue à un médecin pratiquant près d'un littoral maritime. Les huîtres, il est vrai, ne sont pas d'une digestion facile; mais, prises en petit nombre, quel est l'estomac qui ne les supporte pas, quel est le goût qui les repousse? Les herbages cuits sont dans le sens de la cure. La cure vernale des herbes prépare à celle de petit-lait et de raisin, et produit dans bien des cas des effets analogues. On conseille donc, on prescrit même l'usage fréquent au repas principal de la chicorée, du pourpier, des épinards, etc. Toute espèce de vins est enfin frappée de proscription. Le raisin n'est que le vin lui-même en possession de ses éléments primordiaux; on ne peut donc pas dire, ce nous semble, qu'ils soient absolument contradictoires dans leur mode d'influence sur l'économie.

On ne conseille que trois repas : le déjeuner, le souper ou la collation du soir, et le dîner du milieu du jour. Comme le raisin remplit aussi son rôle d'aliment, il n'y a pas d'estomac qui ne puisse se soumettre aisément à ce régime.

2° *La cure.* — La cure consiste à faire, plusieurs fois par jour, des repas uniquement composés de raisin. Ces repas, ajoutés aux autres, donnent pour la journée une somme de produits assez grande pour satisfaire les sujets le plus en appétit. On commence par une livre, et, progressivement, on augmente jusqu'à deux, trois et même six ou huit, limite à laquelle on s'arrête le plus ordinairement ; il y en a peu qui en consomment de plus grandes quantités.

Il importe de prendre la première portion de grand matin, mais non chez soi, dans la vigne, lorsque le soleil n'a pas encore essuyé l'humidité qui baigne la grappe et que le fruit est dans toute sa fraîcheur. Cette recommandation ne s'adresse pas aux phthisiques. Les influences matinales leur sont défavorables, et même dangereuses. Il faut que le soleil ait pénétré de son influence les dernières couches de l'air pour que les avantages de l'exercice ne soient pas annihilés par une exacerbation dans les symptômes. Le repas matinal dans la vigne, sous le brouillard des premières lueurs du jour, lorsque la température est encore basse et le vent frais, ne convient qu'aux organisations ou aux dyscrasies auxquelles le mouvement à l'air libre, à l'air oxygéné, est nécessaire pour activer la circulation, pour soustraire l'organisme à l'inertie qui pèse sur lui. Le premier repas doit être le plus abondant. L'estomac est vide, et il peut recevoir plus d'aliments que pendant le cours de la journée. Les autres repas de raisin doivent être réglés de manière à ce que les doses de fruit soient à peu près égales. La promenade matinale doit durer jusqu'au moment du déjeuner au pain et à l'eau, qui a lieu deux heures après. Si le temps n'est pas propice pour le mouvement à ciel ouvert, on trouve dans toutes les stations de cure, des promenoirs élégants, élevés pour protéger les consommateurs contre les intempéries assez fréquentes en général, surtout dans les climats de montagnes. Le second repas de raisin se prend avant le dîner, qui a lieu vers deux heures de relevée; le troisième, vers quatre ou cinq heures du soir; le dernier, enfin, peu d'instants avant de se coucher et presque à la suite de la collation qui termine la journée. On recommence ainsi régulièrement pendant cinq ou six semaines, non pas jusqu'au moment où les froids sont assez vifs pour faire abandonner les stations, mais jusqu'à celui où la vendange a complétement dépouillé les cépages.

Quelques monographes poussent trop loin la recommandation. Il y en a qui veulent qu'on rejette les pellicules et les pepins, parce qu'ils sont d'une digestion difficile. Il ne faut pas rendre une cure pénible à force de précautions, lorsqu'elles ne sont pas indispensables. C'est une de celles où il faut laisser le plus de liberté au malade, non sous le rapport du régime proprement dit, mais sous celui du traitement. S'il supporte bien les quelques livres de raisin qu'il prend dans la journée, il peut en augmenter la dose, la porter loin, ou passer même les limites. Cette sorte d'imprudence présentera le plus souvent moins d'inconvénients que d'avantages, et on aura moins à s'en plaindre qu'à s'en féliciter.

CHAPITRE VI.

GÉOGRAPHIE DES LIEUX DE CURE DE RAISIN.
ÉTABLISSEMENTS DES DIFFÉRENTES RÉGIONS DE L'ALLEMAGNE
ET DE LA SUISSE. — LE RAISIN DU NORD COMPARÉ AU RAISIN DU MIDI
DE L'EUROPE. — CARACTÈRE DE LA SAISON D'AUTOMNE
DANS LE CONTINENT.

La géographie des stations de raisin n'est pas limitée, comme on pourrait le croire, à quelques vallées des parties centrales et occidentales de l'Allemagne. Elle est moins restreinte et comprend une grande partie de ce vaste continent, à l'exception des pays de plaine et des régions qui se rapprochent des mers du nord. On ne trouve pas seulement, en effet, des vignobles sur les bords du Rhin, aux flancs des hauteurs qui bordent ce fleuve dans la plus grande longueur de son parcours; il y en a encore dans le Harz, dans les parties accidentées de la Bavière, sur le sol volcanique et généreux de la Bohême, sur les rives du Danube et aux alentours de Vienne, où les vignobles grimpent sur les montagnes jusqu'à la zone des roches et des forêts. Mais la région où prospère la culture du raisin porte ses limites plus loin encore. La Hongrie a une renommée acquise depuis longtemps pour ses produits vinicoles, et le Tyrol a des vignobles qui mûrissent sur la face méridionale de la chaîne alpestre qui sépare l'Allemagne de l'Italie. La vigne est même cultivée avec succès et donne d'excellent raisin au milieu des montagnes de la Suisse ; il s'y récolte en quelques points, et principalement sur les bords des lacs, comme celui de Genève, des produits très-estimés. Le raisin se retrouve encore, avec les meilleures conditions de qualité et de quantité, sur cette vaste surface de terrain qui s'étend depuis la Hongrie et l'Autriche jusqu'aux provinces qui forment l'extrémité continentale du golfe Adriatique. A l'exception du plateau où s'engendre la bora, ce vent terrible qui désole les côtes et frappe violemment les flots de la mer, on voit partout des plants de vigne qui couvrent une grande étendue de sol, et paraissent occuper une place importante dans les revenus du pays.

Les stations pour la cure de raisin sont placées dans les lieux où le fruit présente les conditions les plus avantageuses au résultat qu'on veut atteindre, en l'employant comme moyen de traitement. Elles sont situées, en effet, dans la région où les cépages sont les mieux choisis pour porter les meilleurs produits et fournir du vin de qualité supérieure. Nous allons présenter une esquisse de divers points qui forment la géographie des stations les plus fréquentées ; elles sont assez nombreuses, bien qu'elles soient loin d'égaler sous ce rapport les stations consacrées aux cures de petit-lait, pour qu'il s'en trouve d'importantes dans la plupart des grandes régions du vaste territoire qui constitue la partie continentale de l'Europe.

Nous commençons par les régions les plus voisines de la France, celles qu'il est facile de visiter et qui sont à la portée des malades de notre pays. D'une part, c'est le Rhin; de l'autre, s'élèvent les montagnes de la Suisse. Dans les vallées ouvertes par le fleuve, sur le bord des lacs enfermés entre les grandes chaînes, il y a de grands vignobles, avons-nous dit, et des vignobles qui forment, au moins sur le Rhin, des crus très-estimés, et servent ainsi aux cures de raisin. Sur ce grand cours d'eau ou dans le voisinage, on compte des stations qui jouissent de quelque renom et où se portent déjà, depuis quelques années, des malades partis de France; ce sont principalement : Armenhausen, Bingen, Boppart, Laubbech et Rüdesheim; il faut ajouter à ces stations estimées Saint-Goarshausen qui mérite peut-être la préférence sur les précédentes. Nous n'avons pas besoin de rappeler la beauté des campagnes rhénanes; elles servent, depuis longtemps déjà, de but d'excursion, sinon aux malades, du moins à ces touristes nombreux qui consacrent la belle saison à la salutaire distraction des voyages. Nous dirons seulement quelques mots sur le climat.

Les Allemands considèrent la vallée du Rhin jusqu'à Arnheim en Hollande comme un excellent refuge, dans la phthisie pulmonaire, pour les malades qui appartiennent à l'Allemagne et à la Russie. L'influence, bonne pour eux, ne serait pas aussi favorable pour les Français qui habitent un pays plus tempéré. Mais, en somme, la vallée du Rhin, surtout dans les lieux signalés comme des stations de cure, n'est pas très-exposée aux vents qui soufflent des mers septentrionales. Ce qui le prouve, c'est la pleine prospérité des riches cultures qui les couvrent et des vignobles qui s'étendent sur les hauteurs. Ainsi, l'été n'y est pas brusquement coupé, comme dans les parties plus profondes du continent, par la rapide venue de l'hiver. L'automne y est beau, et la maturité du raisin précoce.

La Suisse, pays qui devient aussi de plus en plus connu et sur lequel s'ouvrent nos chemins de France, a des vignobles dont l'importance a pris, depuis quelques années, un remarquable accroissement; nous ne citons que le lac de Genève, dont les stations sont considérées comme présentant de bonnes conditions de climat. Les malades, par exemple, qui ont fait la cure de petit-lait dans les parties montagneuses pendant le cours de l'été, descendent vers le lac en automne et y passent la saison d'hiver. Il règne, dans cette région, des vents assez violents qui viennent agiter la surface des eaux et frapper les rivages; l'atmosphère est calme, la température est douce dans les parties bien exposées et surtout protégées puissamment contre l'influence directe de ces rafales qui accusent le voisinage des glaciers. C'est dans ces régions circonscrites, et qui forment des climats à part sur le littoral du lac, que sont situés les vignobles et qu'on vient faire la cure de raisin. Les points les plus fréquentés et les mieux disposés pour la commodité du séjour, comme pour les convenances du traitement, correspondent à des centres de population assez considérables. Ce sont Veytaux, Montreux et principalement Aigle qui est le lieu le plus fréquenté.

Dans la Bavière rhénane, qui touche presque à nos frontières, il y a deux stations d'une grande importance pour l'excellent raisin qu'elles fournissent et pour l'affluence des visiteurs qui s'y portent; c'est Gleisweiler et Durckeim, la première de ces stations déjà nommée à propos des cures de petit-lait. Les vignobles et le traitement par le raisin se retrouvent non loin de là, à Kreussnach, établissement hydrologique qui a acquis une grande renommée de ce côté du Rhin. Si l'on pénètre dans le Harz, contrée si curieuse à visiter pour les sites pittoresques qui la couvrent, on aborde une autre station très-connue, Neustadt, dont le raisin a une certaine célébrité. Non loin de là, vers la Silésie prussienne, la vigne se retrouve encore, et Grunberg est le lieu de cette partie de l'Allemagne qui réunit en automne le plus de clients. Dans la vallée même du Danube, il y a Krems, station située dans le voisinage de Vienne, et protégée contre les violences des vents du nord si impétueux et si froids sur le territoire autrichien. Au midi de cette capitale, les coteaux sont couverts de vignobles, et forment les crus estimés de Kumpoldskirken et de Vöslau; Baden, station d'eaux sulfureuses, qui est placé entre ces deux centres de population, déroule les mêmes cultures sur les hauteurs qui dominent la plaine. La cure de raisin se pratique sur tous ces points.

La Hongrie n'est qu'à quelques lieues; et, dès qu'on aborde ses frontières, on marche à travers de vigoureux plants de vignes coupés d'arbres fruitiers. Les cures se font en bien des endroits dans cette province; la station principale, désignée par Helfft et recommandée par lui, c'est Pressburg. Nous passons sur les provinces qui séparent le territoire hongrois des bords de l'Adriatique, pour gravir les cimes des Alpes et pénétrer dans la partie méridionale du Tyrol. Ici, nous retrouvons Méran qui, avec les stations qui l'entourent et forment comme un même système de climat, réunit tous les avantages que les personnes affectées de maladies chroniques graves, peuvent attendre d'une localité. Nous avons signalé la douceur relative de sa température hivernale; nous avons recommandé pour son excellence le petit-lait qu'on y distribue; nous n'avons plus qu'à louer le raisin, qui reste au-dessus de toute comparaison. Celui-ci est un raisin italien. Développé sous l'influence d'un climat très-différent du climat allemand, il ne ressemble pas à celui qu'on récolte dans les profondeurs du continent. Il est plus sucré, plus chaleureux, et offre une espèce de contraste avec le raisin, riche en phosphate de chaux, qui mûrit sur les coteaux de la Hongrie.

La géographie des stations de raisin ne consiste pas, comme on voit, en quelques centres et quelques sites favorisés et exceptionnels dispersés avec parcimonie, sur un sol dont l'étendue comprend une grande partie de l'Europe. Les lieux de cure sont répandus, au contraire, depuis la Suisse et le Rhin jusqu'au Tyrol et à la Hongrie, avec une sorte de prodigalité. Le malade peut choisir. Quelque province de l'Allemagne qu'il visite, il est assuré d'y trouver une station plus ou moins fréquentée, où se pratiquent les traitements par le fruit de la vigne.

Si l'on veut faire des comparaisons avec les raisins qui proviennent des différentes régions de l'Allemagne, on trouvera entre eux de notables dissemblances. Les différences des qualités des vins expriment, jusqu'à un certain point, celles qui doivent séparer les raisins. Ces dissemblances portent principalement sur le degré de saccharisation. A l'exception du raisin de Méran, qui est un produit italien, le raisin allemand porte peu de sucre. Aussi est-il moins chaud, moins chaleureux que le même produit fourni par les vignobles du midi de la France ou des côtes méditerranéennes de l'Espagne et de l'Italie. Ce désavantage lui donne une qualité importante et qui, en médecine surtout, a de la valeur; il est plus facilement supporté. Avec le raisin allemand on peut prolonger longtemps une cure, on peut élever très-haut les quantités qu'on en prend chaque jour, sans inconvénient et même sans fatigue. Avec le raisin d'origine méridionale, l'action développée est trop vive pour qu'on ne soit pas obligé à la surveiller et même à la modérer, si la cure est pratiquée d'une manière un peu large. Cependant, s'il s'agit d'imprimer, dans les dyscrasies qui se caractérisent par la lenteur des fonctions, une impulsion vive à l'économie, le bon raisin, le raisin indiqué médicalement sera celui qu'on récolte dans les vignobles méridionaux. Quand il faudra procéder avec précaution et avec règle, c'est le raisin allemand qui méritera la préférence: il y aura même du choix à faire entre les espèces qui appartiennent aux différents crus. Le raisin de Hongrie provenant du *furmint*, ou de cépages qui s'en rapprochent, ne mériterait-il pas, par exemple, d'être recommandé à l'exclusion de toute autre qualité d'origine différente, dans les mêmes hyposthénies contre lesquelles se prescrit la cure des bains séro-lactés?

La force du raisin, ou, si l'on aime mieux, la puissance des effets généraux qui se réalisent principalement sur le sang, ne doit pas s'apprécier seulement sur le degré de saccharisation; il y a la composition minérale, qu'il ne faut pas perdre de vue. On n'a pas fait encore d'analyses comparatives des raisins de provenances diverses. Il existe cependant des travaux récents qui peuvent jeter un grand jour sur la question. On connaît en France la composition du sol des vignobles de premier ordre; et, chose remarquable, ces analyses permettent de constater que plus la terre qui porte les cépages est riche en composés de fer, plus le vin qui en résulte se distingue par des qualités vivifiantes et reconstituantes. En comparant les produits français aux produits allemands, on trouve que, si ces derniers sont toniques, fortifiants et même reconstituants jusqu'à un certain point, ils ne peuvent être sur la même ligne que les principaux vins de France. Il suit de là que le raisin des différentes parties du continent allemand, à l'exception tout au plus de celui qui mûrit sur les pentes méridionales du Tyrol, ne doit pas porter comparativement beaucoup de fer. Cette hypothèse est tellement probable que plus on se rapproche de l'Allemagne, plus l'oxyde métallique diminue dans le sol, et les vins deviennent moins généreux. Ainsi l'Alsace, qui fait partie des vallées rhénanes où se fait en grand la cure de raisin, présente en moins une différence des deux tiers, pour cet élément, sur le sol des vignobles appartenant au système de la vallée du Rhône.

Ceci justifie ce que nous disions précédemment et qu'on nous permettra de rappeler. Lorsqu'il faudra agir avec force, développer une grande puissance sur un organisme, c'est le raisin des vignobles les plus chaleureux qui devra mériter la préférence ; dans les cas contraires, ce serait le raisin allemand. Voilà pourquoi, peut-être, il semblerait que, pour la pléthore ou la tuberculose, il vaudrait mieux recourir au raisin du nord ou continental, et que, pour la scrofulose, le raisin des latitudes méridionales et du voisinage de la Méditerranée serait celui qui pourrait rendre le plus de services. Mais, lorsqu'on n'a pas le choix entre les espèces, on renferme, pour ainsi dire, le remède dans les limites entre lesquelles son influence doit s'exercer, par la manière dont on règle ses doses. Ainsi, dans une maladie qui exigerait des précautions, on ferait une cure moins large avec le raisin français qu'avec le raisin allemand ; dans une autre enfin, où l'on pourrait se permettre une action moins contenue, il serait permis de se donner une libre carrière avec le raisin d'outre-Rhin ; tandis qu'il faudrait toujours procéder avec mesure avec les produits provenant des bons crus de notre territoire.

Le tableau que nous donnons, et qui mérite toute confiance, complétera ce que nous venons d'exposer sur l'importante question des qualités relatives du raisin, et ce que nous avons dit, dans un chapitre spécial, sur ses effets absolus dans l'organisme.

TABLEAU DES PROPORTIONS D'OXYDE DE FER
CONTENUES DANS LE SOL DES PRINCIPAUX VIGNOBLES DE FRANCE.
(Rapport pris sur 100 parties) (1).

RELEVÉ DES DIFFÉRENTS CRUS.	PROPORTIONS D'OXYDE DE FER dans la composition DU SOL DES VIGNOBLES.
Rochegude (Rhône)...............	13,801
Arsures, près de Salins (Jura)......	12,280
Mâconnais......................	11,037
Jurançon, près de Pau (Béarn).....	11,013
Hermitage......................	10,161
Côte-Rôtie.....................	10,000
Saint-Peray....................	9,969
Montrachet (Haute Bourgogne).....	9,349
Bergerac.......................	7,030
Roussillon......................	5,407
Alsace (Zahnacker)..............	4,650
Champagne (Aï)..................	4,515
Bordeaux (Château-Margaux).......	3,311
Frontignan......................	2,250

La cure de raisin est renfermée dans une courte saison, la saison d'aûtomne. Comment se passe-t-elle dans les différentes régions de l'Allemagne? Les vendanges sont tardives dans ces contrées, car il faut que le raisin ait reçu les quantités de calo-

(1) Les éléments qui ont servi à composer ce tableau sont extraits d'un travail remarquable et unique en son genre dont l'auteur est M. Victor Rendu, inspecteur général de l'agriculture et qui a pour titre : *Ampélographie française*, comprenant la statistique, la description des meilleurs cépages, l'analyse chimique du sol, et les procédés de culture et de vinification des principaux vignobles de France. Paris, 1857, in-8° avec une carte, et in-folio avec un atlas de 70 planches coloriées.

rique nécessaires à sa maturation. Mais, là plus que partout ailleurs, on pratique l'art de concentrer cette action solaire qui lui manque et qui lui est indispensable pour acquérir toutes ses qualités. Aussi ne faut-il pas compter la saison de la cure de raisin à partir des dernières semaines qui précèdent les vendanges. Dès le commencement de septembre, on trouve des grappes mûres en abondance dans la plupart des localités consacrées à ce mode de traitement. A Baden, près Vienne, j'ai vu paraître le raisin à cette époque et dans les conditions les meilleures pour servir soit à l'alimentation, soit à l'usage médical. Dans les stations célèbres, qui ont le privilége de réunir le plus de clients, la culture opère les mêmes prodiges qu'elle obtient à Thomery, près de Fontainebleau; elle y produit du raisin précoce et de la meilleure qualité comme saveur et comme finesse. Mais ces avantages ne sont-ils pas achetés par de graves inconvénients? L'inclémence du climat et la précocité du froid ne viennent-ils pas interrompre les cures ou en affaiblir les effets?

Pendant huit années de séjour dans les parties centrales de l'Allemagne, j'ai pu observer, ce qui a été constaté du reste par les auteurs qui se sont occupés de la climatologie de cette partie du continent, c'est-à-dire, que les automnes y sont en général assez beaux et suffisamment secs. Le plus souvent, les fins d'août et de septembre sont troublées par les intempéries qui succèdent aux chaleurs de l'été, toujours intenses dans les régions éloignées des mers méridionales. Mais, dès qu'octobre commence, il s'ouvre une période de belles journées qui se prolonge quelquefois jusqu'en novembre; c'est la limite ordinaire du beau temps, et, dès qu'elle est franchie, on se trouve subitement en plein hiver. Cet été supplémentaire a de l'analogie avec l'arrière-saison connue en France sous le nom d'*été de la Saint-Martin*, qui se prolonge jusqu'à la fin de novembre, principalement dans les régions riveraines de la Méditerranée. En Allemagne, cette seconde saison vient plus tôt, et elle se termine bien avant. Il résulte du caractère météorologique de l'automne, dans le continent européen, que si une cure de raisin, commencée dans une localité favorablement située, est traversée dès les premiers temps par des intempéries, il est rare qu'elles aient une longue durée. Avec de sages précautions, un malade peut se fier pendant cette période au ciel du nord, sans craindre d'en recevoir de fâcheuses influences.

TROISIÈME PARTIE

LES CURES DE PETIT-LAIT ET DE RAISIN EN FRANCE.

Faites croître de l'herbe, et vous récolterez du lait. (*Conseils d'un agriculteur.*)

La Providence, en plaçant la France entre les deux limites extrêmes du 35e et du 50e degré de latitude, en a fait une terre toute spéciale pour la vigne; elle a mis entre ses mains le sceptre des grands vins.

(*Ampélographie française*, par M. Victor Rendu : *Considérations générales sur la vigne*, p. VII.)

CHAPITRE UNIQUE.

LES PATURAGES ET LES VIGNOBLES.
LE PETIT LAIT ET LE RAISIN DANS LES RÉGIONS A EAUX MINÉRALES.
ORGANISATION DES CURES ET LEUR AVENIR.

Après avoir vu combien sont nombreuses les stations de petit-lait et de raisin dispersées sur le sol allemand et au milieu des montagnes de la Suisse, après avoir constaté les avantages que la médecine et l'industrie peuvent en même temps en retirer, on a le droit de se demander pourquoi la France n'a pas encore songé à mettre en pratique de tels exemples. Ce n'est pas que le territoire s'y refuse. Il n'y en a pas sur le continent qui présente des dispositions plus favorables à la prospérité de semblables fondations. Sol péninsulaire, il a des côtes ouvertes aux chaudes influences qui lui sont portées par les vents du midi, et reçoit des mers l'humidité nécessaire au développement des produits agricoles. Surface accidentée, creusée de vallées profondes qu'arrosent de grands fleuves et coupée dans tous les sens par des chaînes de montagnes, elle présente toutes les expositions, et réunit un ensemble de climats variés, dont le dominant forme l'un des climats les plus agréablement tempérés de l'Europe. Si les pâturages n'ont pas encore acquis, sur cette terre privilégiée, l'importance à laquelle ils doivent atteindre, il en est autrement de la vigne, dont on peut dire qu'elle occupe en France son propre domaine, et qu'elle s'y trouve comme sous son ciel natal.

Nous ne nous poserons pas de nouveau, la même question, en nous demandant pourquoi on ne s'est pas encore occupé, en France, à mettre à profit de tels avantages. Chaque chose vient en son temps. Les innovations les plus utiles, comme les plus simples, sont souvent les plus lentes à se produire. Mais, une fois qu'elles ont pris rang au nombre de celles qui sont fécondes en résultats, elles se fondent et grandissent avec une telle rapidité qu'elles parviennent vite à une prospérité surprenante. C'est peut-être le sort qui attend les idées que nous avons essayé de faire prévaloir. Pour qu'il ne nous reste rien à dire sur ce sujet important à nos yeux, nous n'avons plus qu'à étudier de plus près, pour la France, les mêmes ressources dont nous avons fait connaître l'importance et dessiné la géographie, en ce qui concerne l'Allemagne et la Suisse. De cette manière, peut-être ne laissera-t-on pas à l'étranger, un privilége que notre pays peut réclamer pour lui-même. On verra du moins que, si notre sol est riche d'établissements hydrologiques de premier ordre, il peut se couvrir de stations de petit-lait et de raisin, dont la valeur médicale ne le céderait en rien aux établissements de même genre dans les pays où ils sont le plus en honneur.

En commençant par les pâturages, qui ne forment que les produits les moins importants de l'agriculture française, le coup d'œil qui embrasse toute l'étendue de notre territoire s'arrête sur quelques régions privilégiées. Ce sont d'abord les Pyrénées, depuis le littoral de la Méditerranée jusqu'au golfe de Gascogne. Les prairies naturelles ou cultivées y présentent des conditions analogues aux produits des Alpes. Le lait qu'y fournissent les troupeaux a la saveur et l'excellence de celui de la Suisse ou des parties de l'Allemagne les plus célèbres pour les cures de petit-lait. Viennent ensuite la Normandie et la Bretagne. La première de ces deux provinces a un renom européen pour ses prairies. Le beurre qui provient des troupeaux qui paissent les herbes des rives océaniennes est placé à la tête des beurres les plus estimés. Si nous nous dirigeons maintenant vers l'intérieur du pays, nous trouvons le mont Dor, qui porte un établissement d'eaux minérales de grand renom, et puis les montagnes de l'Auvergne, ces Pyrénées centrales, où les roches basaltiques remplacent les calcaires et les marbres richement colorés. Là encore, nous sommes dans une région favorisée pour les prairies et le lait qui s'y compose. Dans les parties les plus profondes du territoire et sur la limite des frontières orientales, sont situés les Vosges, le Jura et la vallée pittoresque du Graisivaudan. On n'est pas encore en Suisse, mais on y touche, et les systèmes qui appartiennent à la France forment les premiers échelons des régions élevées sur lesquelles reposent les glaciers. Quant aux produits qui se développent sur cette lisière de l'est qui, du voisinage du Rhin, descend vers la Méditerranée, ils peuvent soutenir la comparaison avec ceux des pays limitrophes. Là comme en Suisse, les montagnes portent d'imposantes forêts de sapins, et possèdent, à leurs différents étages, ces prairies naturelles et parfumées par une brillante floraison, qui fournissent les éléments d'un lait gras et salutaire.

Dans toutes ces régions, excepté peut-être en Bretagne et en Normandie, se trouvent les établissements hydrologiques qui ont à juste titre le privilége d'attirer le plus grand nombre de malades. Il est inutile de citer les établissements des Pyrénées qui s'étendent depuis Amélie-les-Bains jusqu'aux Eaux-Bonnes. Qui ne les connaît, maintenant que, grâce à de nombreux travaux, ils sont sortis d'une obscurité à laquelle les avait condamnés un inexplicable abandon! Dans le mont Dor il y a l'établissement de ce nom. Sur le premier gradin du Jura, sont les eaux-mères et les sources chloro-sodées de Salins. Dans les Vosges enfin, ou non loin du pied de ce système, se pressent Soultzbach, Bussang, et enfin Luxeuil et Plombières.

Voilà des pâturages qui occupent de grandes surfaces, de nombreux troupeaux qui paissent leurs herbes, des laits de provenance diverse qui s'y composent et offrent un fonds très-riche à l'alimentation comme à la thérapeutique. Mais cette liqueur, qui n'a pas peut-être subi toutes les épreuves médicales auxquelles une longue pratique l'a soumise en Allemagne ou dans les Alpes, ce lait vaut-il celui qui fournit le sérum des stations disséminées dans les régions centrales du continent? L'excellence du petit-lait peut se juger et doit s'apprécier réellement sur la valeur des parties constitutives du lait. En d'autres termes, un lait dont les parties grasses, beurre et caséum, présenteront les meilleures conditions de qualité, donnera certainement un sérum de qualité supérieure. On n'a pas oublié, en effet, que le petit-lait ne doit pas être considéré comme absolument étranger aux conditions spéciales de la liqueur dont il émane. Bien que formant un composé à part, il doit, pour être bon à l'usage médical, conserver des traces des parties dont il a été séparé par une opération chimique. Il est donc permis de dire que les qualités des fromages, par exemple, dénonceront celles du lait, comme elles dénonceront celles du sérum. A ce compte, notre pays n'aurait rien à envier aux territoires limitrophes, car il pourrait offrir aux malades un produit assez bien composé pour supporter sans désavantage toutes les comparaisons.

Les fromages offrent en effet, en France, une grande variété de goût et un degré de finesse et d'excellence de premier ordre. Dans le Graisivaudan il y a le Sassenage, qui est un des plus estimés de cette classe de produits. Le mont Dor a donné son nom à un fromage délicat et crémeux qui rappelle, par sa saveur, celle des pâturages d'où il provient. Le Gruyère, bien qu'il porte un nom étranger à la France, appartient à notre pays, puisqu'on le fabrique en grande quantité dans le Jura. Le fromage de Roquefort paraît sur les tables les mieux servies, et il est, peut-être, un des plus recherchés pour ses propriétés digestives. Nous avons les fromages de brebis de l'Auvergne, et de chèvre des provinces sous-pyrénéennes qui ne sortent, ni les uns ni les autres, des pays où on les fabrique, mais qui sont d'assez bonne qualité, surtout les derniers, pour mériter les honneurs de l'exportation. La Normandie est connue pour être une des régions les plus fécondes en produits alimentaires de cette nature. Qui n'en a vu sous la forme de ces épais gâteaux cylindriques, à croûte brune, qui font l'objet d'un commerce assez étendu pour franchir les frontières de notre pays ! Cette province a le privilége de fournir le fromage des artisans, celui que, dans ses repas de tous les jours, le pauvre associe le plus fréquemment à son pain. Paris, qui est peut-être la ville du monde où, toute proportion gardée, il se consomme le plus de lait, touche à une autre région qui en produit aussi une très-grande quantité. Cette région de notre sol, c'est la Brie, d'où provient une riche variété de fromages à pâte grasse qui se consomment principalement dans Paris même et dans les provinces du nord. Nous ne pouvons mieux finir cette revue des produits fabriqués avec le lait de nos troupeaux, qu'en citant encore une fois, ce beurre des rivages océaniens, beurre qui n'a pas de rivaux dans les vacheries des côtes occidentales de l'Angleterre.

Ainsi, le petit-lait de France ne serait pas seulement aussi bon et par conséquent aussi efficace que celui qu'on emploie en Allemagne ou en Suisse, il serait encore aussi abondant et pourrait suffire à alimenter des stations largement répandues sur notre sol. Un autre avantage non moins précieux, c'est que, plus peut-être que partout ailleurs, les régions des pâturages correspondent aux régions occupées par les eaux minérales, de sorte que là où se trouvent des établissements hydrologiques, il ne manque aucun des éléments pour fonder de bons établissements pour les cures séro-lactées. Il y a de plus, en France, le voisinage des régions où se récolte le lait, avec les centres de population les plus considérables. Lyon n'est pas loin du mont Dor; Toulouse est près des Pyrénées; Paris touche à la Brie; Nantes tient à la Bretagne, et Rouen se trouve en plein pays normand. On doit comprendre les services qu'on peut retirer de ces concordances géographiques. La phthisie et les maladies les plus graves, du ressort des cures dont nous nous occupons, sévissent cruellement soit à Paris, soit dans beaucoup des principales cités des provinces. Si, réellement, le petit-lait est un moyen d'action utile par lui-même, qu'il ait une autre portée que celle du rôle médiocre qui lui était assigné, quel avantage d'avoir sous la main un médicament récent et bien préparé, qui ne trompe ni les intentions du médecin qui le prescrit, ni les espérances du malade qui en fait usage.

Les pâturages ne manquent donc pas en France, malgré des apparences contraires, car des cultures d'un autre ordre couvrent la plus grande partie de son territoire. On peut dire, sans trop d'exagération, que le lait y coule à pleins bords. Notre pays ne serait pas si heureusement partagé, qu'il pourrait faire ce qu'il n'a pas réalisé encore. Aujourd'hui surtout qu'on s'occupe à imprimer une vigoureuse impulsion à l'agriculture, la plus saine et la plus féconde des industries, il y aura bientôt de vastes surfaces qui n'attendront plus que la main des travailleurs, pour se transformer en prairies artificielles. Que faut-il, du reste, pour entretenir des troupeaux et obtenir du lait ? La vache, la chèvre et la brebis trouvent de suffisantes ressources sur ces terrains vagues et pierreux des campagnes incultes, où pousse un gazon sans vigueur et où la chaleur ne fait éclore qu'une rare floraison. Favorisez le développement des herbes, ou seulement ne les empêchez pas de croître, et vous aurez du lait. Le fait expérimental que cette phrase révèle, lève tous les obstacles. Rien ne s'oppose, en effet, à créer des stations dans les lieux les moins favorables ; car, avec le travail, la terre et les pâturages rendent ce qu'on leur demande. J'ai visité la Hollande, cette province conquise sur la mer, où le fond du sol n'est formé que de sable fin ; eh bien ! en peu d'années, les dunes, nivelées et rendues fécondes, se couvrent de grasses prairies, où paissent des troupeaux de vaches dont la beauté surpasse l'attente du voyageur. On sait quelle source abondante de revenus ne cesse de répandre sur le pays, ce mode d'industrie agricole.

Au-dessus de toutes les cultures se place, en France, celle de la vigne. « Aucun pays, dit l'au- « teur de l'*Ampélographie française* (1), ne peut nous « disputer la prééminence, soit pour l'importance

(1) M. Victor Rendu.

« de l'industrie viticole, soit pour l'excellence et la « variété des vins. » Cette supériorité des vins, sous le rapport de la variété et de l'excellence, remonte jusqu'au raisin, puisque c'est de lui qu'ils provien-nent. Sans doute, la fermentation et les opérations accessoires développent dans la liqueur des qualités qui ne se constatent pas toujours et qui même n'existent pas dans le fruit; mais les principales, les plus essentielles, s'y trouvent. Si le vin est fin, s'il est délicat, s'il est aromatique, ces différentes saveurs se distinguent dans le raisin. Il ne sera donc pas difficile de mettre ce fait en évidence dans le coup d'œil rapide que nous allons jeter sur la géographie viticole du beau territoire renfermé entre l'Océan, la Méditerranée et les Alpes.

Si nous consultons la carte de la culture de la vigne en France, placée en tête de l'*Ampélographie*, nous y verrons que, sur les 86 départements, il n'y en a que 11 où la vigne n'est pas cultivée; 25 départements ne produisent que des vins communs, qu'on améliore par des mélanges pour les livrer à la consommation, ou bien qu'on traite pour en retirer l'alcool ou la matière sucrée. Dans les 54 départements restants, c'est-à-dire dans les deux tiers du territoire, sont dispersés les vignobles qui fournissent les qualités estimées à des degrés différents.

En commençant par la région sous-pyrénéenne et méditerranéenne qui, depuis la Gironde, s'étend jusqu'aux bouches du Rhône, nous trouverons des vins de grande valeur et des cépages qui portent des raisins d'une rare excellence. Dans la Gironde, on distingue, entre les nombreuses variétés qui peuplent les vignobles, le Malbec et le Cruchinet : le premier, qui consiste dans un fruit précoce très-doux et très-savoureux, et le second, qui communique au vin la suavité de son bouquet. En traversant les Landes, parlerons-nous du vin qui est récolté sur les sables de cette région des rives de l'Océan? Les vignobles y présentent un pêle-mêle, où se trouvent associés le raisin alimentaire et le raisin de vendange. « Le chasselas qui en fait partie, dit M. Victor Rendu (1), s'y distingue par une saveur et une finesse exquises, et est porté sur les marchés de Bayonne et de Biarritz. » Près de Pau et dans le voisinage des grands établissements balnéaires, se récolte un vin provenant de vignobles où le raisin annonce, par son goût, les qualités généreuses de la liqueur qui en sortira; c'est le Jurançon, illustré par le souvenir d'Henri IV. Les départements du Lot, de la Dordogne et du Gers sont compris dans cette région, et fournissent de bons produits; mais hâtons-nous de suivre les Pyrénées; sans quitter la zone des eaux minérales, nous y trouverons un choix de raisins qui mérite d'être cité. Les Pyrénées orientales sont la patrie du Muscat de Rivesaltes et

(1) *Ouv. cit.*, p. 460.

du vin de Roussillon ; le raisin qui sert à la fabrication du premier de ces vins est très-sucré et très-aromatique. Dans le département de l'Aude, les bonnes qualités abondent ; il y a dans les vignes le Ribeyrenc, la Blanquette et le Cruchen ou le Cruchinet du Bordelais, qui sont très-recherchés et ont un goût très-agréable. Le premier est d'une grande finesse et d'une saveur très-délicate ; le second donne son nom et son goût à un vin blanc qui se fabrique à Limoux ; le troisième porte une pellicule dure, qui craque sous la dent, une chair très-résistante, dans un grain très-gros, qualités qui le rendent propre à la conservation. Il s'y trouve un Muscat qui n'est pas celui qu'on récolte sur treille, mais un Muscat de vigne, à chair ferme et doré sur la pellicule comme un Chasselas de Fontainebleau : ce raisin a un arome extrêmement prononcé et produirait une action très-vive, employé sous forme de cure. Depuis l'Hérault jusqu'au Var et aux Basses-Alpes, les vignes se succèdent et forment des crus plus ou moins célèbres. C'est encore la terre des Muscats, ce raisin privilégié qui fournit une liqueur si cordiale et si parfumée. Qui ne connaît les vins de Frontignan et de Lunel ?

Toute la partie orientale de la France forme plusieurs régions qui comprennent d'une part les vallées du Rhône et du Rhin, et de l'autre, le groupe du Jura français et les plateaux de la Bourgogne, cette terre d'élite qui rivalise pour la culture viticole avec la région d'où se tirent les vins de Bordeaux. Les vins du Rhône proviennent des cépages qui couvrent en général la rive droite de ce fleuve. Leurs noms sont connus dans toutes les parties de l'Europe; ce sont l'Hermitage, le Saint-Péray, le Côte-Rôtie, le Tavel, le Château-Neuf du pape, etc. On retrouve dans les vignobles les mêmes plants qui forment ceux de la région sous-pyrénéenne ou méditerranéenne; il y a de plus, un raisin d'Alicante qui contribuerait pour une bonne part, d'après M. Victor Rendu, à la réputation de ces produits pleins de feu qui semblent avoir quelque lien de parenté avec les vins d'Espagne et de Sicile. Le raisin qui se développe sur le grès vosgien de l'Alsace est généralement du raisin blanc. Cette variété est très-résistante aux automnes incléments qui règnent sur un territoire aussi septentrional, relativement aux régions méridionales du pays. Parce qu'elle est peu sucrée et donne peu d'alcool, elle n'a pas besoin pour mûrir de la somme de chaleur exigée pour la maturation du raisin noir de la zone du Roussillon et de l'Aude. Voilà pourquoi dans les cures qui se font soit en Alsace, soit dans la partie allemande de notre frontière du nord, on peut agir avec moins de précaution que si on suivait le même traitement, dans la vallée du Rhône ou au pied des coteaux voisins des Pyrénées. Comme nous l'avons déjà dit en son lieu, avec le raisin d'origine septentrionale, il est permis d'outre-passer la mesure, sans avoir à en craindre de fâcheux effets : l'exception n'est admise que pour les cas et les maladies où la prudence est de rigueur.

Il faudrait plus que quelques lignes, mais un long chapitre, pour traiter convenablement la question du raisin bourguignon. Le nom poétique de Côte-d'Or qui est donné à la circonscription où sont placés les premiers crus, exprime la valeur et la supériorité des produits qui s'y récoltent. Le Beaujolais, la côte châlonnaise, la haute et basse Bourgogne présentent une association considérable de qualités de vins, à la tête desquels se trouvent pour les noirs, le Beaune, le Nuits, le Pomard, le Volney, et pour les blancs, le Montrachet et le Meursault. Ce qui distingue ces vins entre tous les autres, mais les rapproche pourtant des vins méridionaux, c'est la spirituosité. Le sucre et l'arome se trouvent en proportion marquée dans le fruit, ce qui lui donne une parenté avec celui qui mûrit sous le soleil du midi ; et cependant le territoire bourguignon est au fond sous un climat analogue à celui du Bordelais et de l'Alsace, puisqu'il est placé sous le même isotherme. L'heureux choix des expositions et des cépages a fait en grande partie les qualités des vins, en les préparant par celles du raisin. Le Pineau noir et le blanc formant le fond des vignobles, a une très-grande influence dans les produits ; la plus grande partie des autres variétés de raisin peut servir à l'usage alimentaire. Le Jura, qui s'écarte de la Bourgogne, et se rapproche de la Suisse, a des crus très-estimés sur les premières pentes de ce système de montagnes. Ceux qui occupent le premier rang, sont les vignobles des Arsures près d'Aigle-Pierre et Arbois, de Salins et de Château-Châlons connu pour son vin jaune-paille. Si ces vins sont fins, ils sont capiteux; leurs défauts viennent, d'après M. Victor Rendu, du mode de fabrication, leurs qualités de la nature du raisin. Une grappe bien mûre cueillie sur une des parois de la gorge ouverte dans ces montagnes où se concentrent les rayons du soleil, vaut une grappe des régions vinicoles du Midi.

La région du Centre où la vigne est cultivée, s'étend de tous les côtés autour de Paris. Au midi et à l'ouest, sont les vignobles du bassin de la Loire, qui se développent depuis Orléans jusque dans l'Anjou. Au nord-ouest, on ne récolte que des produits communs ; mais dans la direction de l'est et sur le chemin de l'Alsace, se trouve la Champagne, dont la renommée a franchi peut-être un plus grand espace que d'autres vins français d'un ordre plus élevé. Dans le bassin de la Loire, il y a le cru de Joué qui donne un produit analogue au Bourgogne, celui de Bourgueil qui donne un vin plus rapproché du Bordeaux; enfin le vin blanc de Saumur qui se distingue surtout par son alcoolicité. Cette différence dans le degré de force, marque des différences non moins grandes dans le raisin.

Ainsi, dans les vignobles de Joué, le fruit porte plus de matière sucrée et développerait plus de puissance d'action dans la cure, que celui qui est récolté dans les vignobles de Bourgueil. La Champagne peut être partagée en deux grandes divisions qui comprennent une surface étendue de territoire, la *Rivière de Marne* et la *Montagne de Reims*, où sont situés les vignobles les plus estimés comme l'Ay et l'Épernay dans la première, le Sillery et le Bouzy, etc., dans la seconde. Le raisin qu'on y récolte est fin et sucré et pourrait fournir un vin alcoolique, si l'interruption de la fermentation nécessaire pour obtenir un vin mousseux, ne faisait obstacle à ce résultat. Ce mode de fabrication sépare en quelque sorte les qualités du vin de celles du fruit, et empêche que par les unes on ne puisse préjuger les autres. Mais, ce raisin qui appartient, en grande partie, à la famille nombreuse et variée des Pineaux, est trop rare pour être vendu sur les marchés et devenir raisin de table. Employé pour les cures, il mériterait d'être placé au nombre des meilleurs et des plus efficaces : il n'y a pas à compter sur lui, puisque l'industrie vinicole lui a donné une plus haute destination.

Si maintenant, nous ramenons un regard rétrospectif sur la distribution de la culture de la vigne sur notre territoire, après en avoir dressé les principaux traits dans un tableau bien imparfait, nous trouverons que le raisin est disséminé partout, sauf de rares exceptions, et à tous les degrés d'excellence. Le raisin du nord est représenté sur le sol français comme celui du midi, le premier avec son influence modérée, le second avec son action plus énergique. Nous n'avons pas besoin de dire que partout où il y a des eaux minérales, on trouve des vignobles. Puisque les coteaux sont chargés de cépages sous les Pyrénées, dans les contrées voisines de l'Océan jusqu'à la limite de la Loire, dans les parties centrales du territoire, dans l'est depuis la Manche jusqu'en Alsace, et depuis les Alpes et le Lyonnais jusqu'à la mer, il faut bien que tous les établissements hydrologiques soient auprès ou au milieu même des contrées viticoles, c'est-à-dire dans les conditions les plus favorables pour s'adjoindre des cures de raisin et se fortifier par leur concours.

Dans les stations d'eaux minérales qui seraient privées de cet avantage ou qui ne le posséderaient que d'une manière incomplète, la culture obtiendrait ce qu'aurait refusé un sol trop ingrat ou un soleil trop avare. Il y a, non loin de Paris, un lieu qui peut servir d'exemple pour les résultats que son industrie lui a fait obtenir. Si nous avions à conseiller l'établissement d'une station de cure, c'est ce lieu que nous dirions de choisir. Le pays est beau, la forêt vaste et ombreuse, l'air y est sain. On nous a déjà compris sans doute ; il s'agit de Fontainebleau où la treille du Roi, plantée il y a environ cent ans, a fondé la culture du chasselas que Thomery, placé sur la lisière du bois, a agrandie de manière à s'en faire une renommée et une richesse. Ce petit village, devenu si prospère par son travail, verse chaque année sur le marché de Paris plus d'un million de kilogrammes de raisin, dit M. Victor Rendu. Mais voici comment s'exprime sur cette culture, l'auteur qui a été pour nous un si bon guide dans ce que nous avions à dire sur la production viticole de notre pays (1) : « Ce résultat « remarquable ne tient ni à un sol, ni à un climat « privilégiés ; loin de là, la vigne y croît dans un « terrain lourd et froid et sous l'influence d'une « maturité tardive. Mais grâce aux soins apportés « à la plantation, à l'excellente disposition des « treilles et à une taille parfaitement appropriée « qui force la séve à se répartir également dans « toutes les parties de la plante, les obstacles na- « turels qui semblaient devoir s'opposer à sa réus- « site ont été levés : nulle part on ne voit d'aussi « beaux raisins ou treilles qu'à Thomery. »

Ainsi, partout où il y a du raisin en France, on peut fonder des cures de raisin ou parvenir à en fonder. Lorsque la nature fait défaut, n'y a-t-il pas la main et l'intelligence de l'homme pour intervenir à sa place? Partout aussi où il y a des pâturages, et on sait que les régions qu'ils occupent,

(1) *Ampélographie française*. Culture du chasselas à Thomery, p. 501.

ne sont pas éloignées des grands centres de population, on peut fonder, ou au milieu d'eux ou dans leur voisinage des stations de petit-lait. Nous voudrions qu'on employât, pour la création de ces établissements dans notre pays, une partie du zèle qu'on met à étudier et à étendre l'emploi médical des eaux minérales. Quelques esprits n'en seraient pas éloignés et semblent vouloir préparer cette innovation qui ne serait qu'un retour à d'anciennes et bonnes pratiques. Dans les Pyrénées, on met souvent à contribution le petit-lait dans le traitement par les eaux sulfureuses (1) ; au fond de la vallée du Graisivaudan et au pied des Alpes à Allevard, les cures séro-lactées, empruntées à la Suisse sont en pleine vigueur (2) ; pourquoi ce mode particulier de thérapeutique ne serait-il pas expérimenté avec soin, dans les stations d'eaux minérales, avant de lui ouvrir des stations spéciales sur la foi de la tradition antique et des médecins allemands? Pourquoi surtout, une fois que ses convictions lui seront acquises, ne fonderait-on pas de nombreux établissements de ce genre sur notre sol,

(1) Les services si intelligents rendus par notre ami et confrère le docteur Fontan, aux eaux minérales de Pyrénées et à la science hydrologique, lui donneraient l'autorité nécessaire pour doter la zone de la région comprise entre l'Océan et la Méditerranée, de stations de petit-lait et de raisin.

(2) *L'eau d'Allevard et les stations d'hiver*, etc., petit livre du docteur Laure, d'Hyères, où il est fait mention du concours du petit-lait dans le traitement de la phthisie et autres maladies chroniques, du ressort des eaux minérales sulfureuses.

et surtout près des grandes villes, ces centres de production des plus graves dyscrasies. Le raisin compte aussi des partisans. Il y a des médecins français qui prescrivent la cure des raisins d'Alsace ou des stations du Rhin, ou qui envoient des malades passer leur automne sur les bords de la Loire ou à l'ombre des coteaux du Languedoc, pour y faire usage de ce fruit comme d'un remède. Mais ces tentatives sont timides et dépourvues peut-être de cette confiance qui doit diriger le médecin dans ses prescriptions. Que l'opinion se fonde moins sur ce que nous avons dit dans ce travail, que sur les sources qu'il signale et les aperçus qu'il donne, et on croira peut-être à la sérieuse efficacité des cures par le raisin, comme on croit déjà à l'influence plus sérieuse encore des cures de petit-lait.

FIN.

TABLE DES MATIÈRES

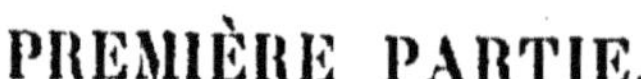

PREMIÈRE PARTIE.

La Cure de Petit-lait

(Molkenkur).

DEUXIÈME PARTIE.

La cure de Raisin

(Traubenkur).

TROISIÈME PARTIE.

Les cures de Petit-Lait et de Raisin en France.

FIN DE LA TABLE.

CORBEIL. — Typographie et stéréotypie de CRÉTÉ.